全国糖尿病院外管理示范体系推荐用书

25种糖尿病并发症的单穴调治

王宏才　范圣华　李　强 著

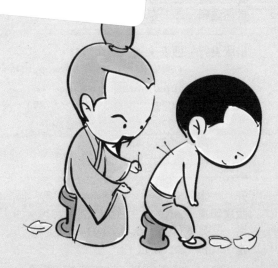

西安交通大学出版社
XI'AN JIAOTONG UNIVERSITY PRESS

图书在版编目 (CIP) 数据

25 种糖尿病并发症的单穴调治 / 王宏才，范圣华，李强著. —西安 : 西安交通大学出版社，2019.9
ISBN 978-7-5693-1192-1

Ⅰ. ① 2… Ⅱ. ①王… ②范… ③李… Ⅲ. ①糖尿病—并发症—防治—手册②糖尿病—并发症—穴位按压疗法—手册 Ⅳ. ① R587.2-62 ② R245.9-62

中国版本图书馆 CIP 数据核字（2019）第 102512 号

书　　名	25 种糖尿病并发症的单穴调治
著　　者	王宏才　范圣华　李　强
责任编辑	李　晶　张沛烨
出版发行	西安交通大学出版社 （西安市兴庆南路 1 号　邮政编码 710048）
网　　址	http://www.xjtupress.com
电　　话	（029）82668357　82667874（发行中心） （029）82668315（总编办）
传　　真	（029）82668280
印　　刷	陕西天地印刷有限公司
开　　本	889 mm×1194 mm　1/32　印张 10　字数 138 千字
版次印次	2019 年 9 月第 1 版　2019 年 9 月第 1 次印刷
书　　号	ISBN 978-7-5693-1192 -1
定　　价	58.00 元

如发现印装质量问题，请与本社发行中心联系调换。
订购热线：（029）82665248　（029）82665249
投稿热线：（029）82668805

版权所有　侵权必究

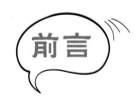

前言

　　糖尿病是以胰岛素分泌绝对或相对不足（胰岛素分泌缺陷），以及机体靶组织或靶器官对胰岛素敏感性降低（胰岛素作用缺陷）引起的以血糖水平升高，可伴有血脂异常为特征的代谢性疾病。中医把糖尿病称为"脾瘅"或"消渴"。

　　很多人得了糖尿病，但是并没有什么症状，于是就该吃就吃该喝就喝，一如既往。还有的人一下子就出现了糖尿病的并发症，于是恐惧焦虑，不能释怀。有一句话说得好：糖尿病本身并不可怕，可怕的是并发症。的确，糖尿病致残、致死，导致患者生活质量下降的都是并发症。

　　并发症对普通患者来说是一个抽象的概念，而症状是每位患者都可以体验到的，不同的症状表现是身体发出的受到不同损害的信号。比如：浮肿，提示你可能有肾病；心悸、胸闷、胸痛，提示你的心脏可能出现了问题；胃脘胀痛、便秘、腹泻，提示你的消化系统可能出现了问题；下肢麻木疼痛，提示你的周围神经系统可能出现了问题；疲乏无力，尤其是不明原因的乏力，是你可能要得糖尿病的一个前期信号。在本书中，我们选取的是糖尿病并发症常见的25种表现，它们大都对应着相关疾病的发生和改变，我们在介绍单穴应对方法的同时，对这些并发症的中医认识也做了精简的概括。

不论是糖尿病出现的症状，还是并发症出现的症状，有一些很好治疗，但也有许多症状在治疗上非常困难，这不是治疗方法正确不正确的问题，而是医学局限性的问题。因此，寻找能帮助患者缓解病痛的方法是一个没有边界的领域，中医针灸在这方面常常发挥着积极的作用。本书便是我们一些经验的总结。

还有一个原因促使我们把这些单穴汇集成书，这便是"治未病"思想。随着医学科普的发展，人们的看病意识发生了改变，更加注重治未病。我们在临床中不时地会遇到一些来看病的人，他们在体检中发现血糖已经升高了，但没有任何症状，也不想吃药，于是寻求一种身体自带的保健机制来帮助身体恢复健康，这就促使我们在针灸的外治法领域去总结一些方法，这些方法受到中医针灸爱好者的欢迎，因为它"绿色"有效。

当然，糖尿病并发症是一系列复杂的病症，我们所介绍的方法只是为大家提供一种可能。应对糖尿病最好的方法依然是综合防治，包括饮食、运动、情志调节在内的一些生活方式的改变依旧是糖尿病的基础疗法。至少到目前为止，还没有任何一种脱离了这个基础疗法而值得过度褒奖的药物。

本书由"亘古云医"和"厚德益生"两个团队专家联合打造，西安交通大学出版社医学分社非常专业的建议和付出为本书添色不少。最后我们在此感谢李晶、张沛烨、张思侬、崔凯、张飞等为本书做出的各方面贡献。由于时间仓促，书中纰缪难免，敬请读者指正。

王宏才　范圣华　李　强

2019 年 5 月 10 日

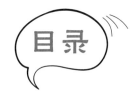

目录

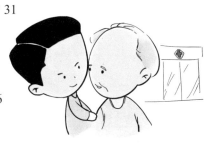

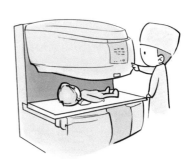

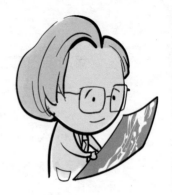

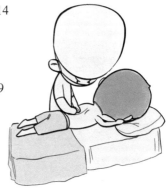

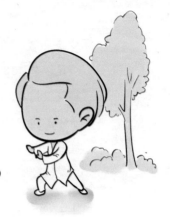

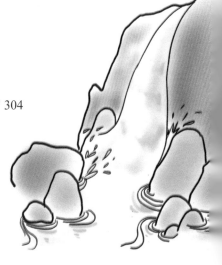

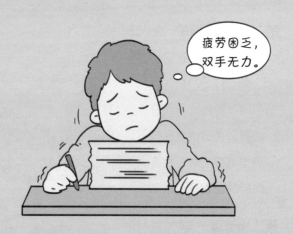

第一课　疲劳乏力

　　翻开教科书，我们可以清楚地了解到糖尿病有"三多一少"的典型症状，即吃得多、喝得多、尿得多、体重减少。但是，时代在变，疾病的表现也在变。医生们逐渐发现糖尿病的症状其实并没有那么典型，特别是在早期，并不是所有人都会明显表现出"三多"的症状。但需要引起重视的是，几乎所有患者都有"一少"。这"一少"不一定是消瘦，有可能更明显地表现为体力下降，容易疲劳。

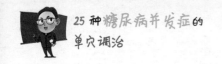
脾胃运化不畅与疲劳乏力的关系

　　疲劳是一种主观不适感，客观上表现为在同等条件下，失去其完成原来所从事正常活动或工作的能力。**大部分糖尿病患者在发病初期都会感到疲乏无力，特别是感觉腿没劲儿，稍微活动就感觉全身困乏。**如果脾虚得厉害，那么我们还可以看到面色出现㿠白或发黄的改变。

　　脾胃能将人体饮食化生的气血输布到全身各处。当脾胃运化不畅，机体气血不足时，身体就无法及时得到气血的补充和支持，进而出现四肢无力、全身疲乏的症状。疲劳乏力、懒言懒动等症状属于中医的脾胃气虚证。

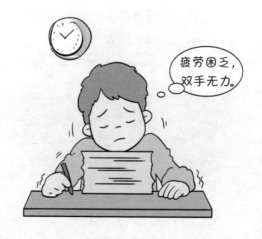

疲劳困乏，
双手无力。

导致不同人群疲劳乏力的原因

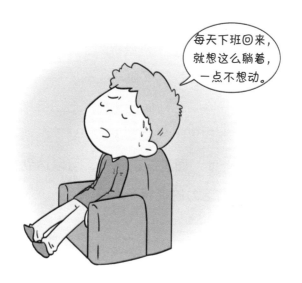

每天下班回来，就想这么躺着，一点不想动。

"阳主动"，缺乏运动的人，机体的阳气被遏阻，气血不能很好地流通运行，就会出现**阳气不振所导致的疲劳乏力**，这种情况以**长期不锻炼的上班族**最为多见。

中医讲"劳则气耗"，**脾虚、脾气不足者，过量运动后**，就很容易消耗气血，加重乏力症状，这种情况以**糖尿病患者**最为多见。

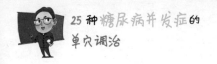
引起疲劳乏力的其他因素

　　人体的疲劳乏力，除与脾胃气血不足相关，还与自身阳气不足有关。元代名医朱丹溪说："气血冲和，万病不生"，这就是说人体健康有赖于气血功能的协调，一旦失调即可发病。因此，我们要时刻保持全身气血的流畅，糖尿病患者更是如此。一旦出现气血亏虚，情绪不畅时，可导致全身气血瘀滞。此时，**通过振奋阳气，可以达到补气、益气之效，缓解气虚乏力的症状。**

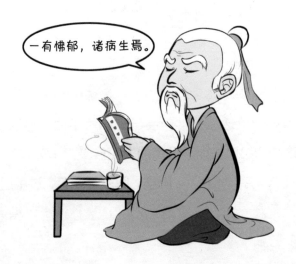

一有怫郁，诸病生焉。

◎ 大 包

脾失健运，人易疲劳，振奋脾气，当理大包。

大包在**侧胸部，腋中线上，当第六肋间隙处**。简单地说即位于身体的侧面，在腋窝直下约两拳的位置。

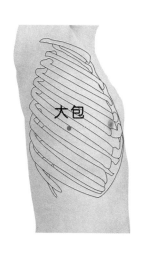

大包

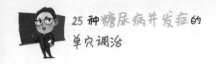
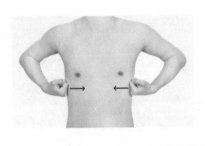

拳顶大包

两手握拳，左右各一，拳面顶在腋窝下大包穴上，向内推压，使局部产生酸胀感为宜。

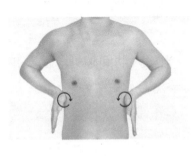

掌揉大包

两手掌根置于大包穴，用力在大包穴及其附近旋转按揉，使局部产生酸痛感为宜。

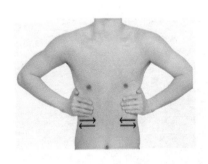

掌搓大包

两手掌分别放于两侧大包穴，掌心相对，来回搓揉大包穴，使局部产生温热感为宜。

按摩大包穴的每个操作时间约为 5 分钟，总时间约为 15 分钟。每天早晚各一次，多多益善。

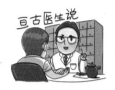
亘古医生说

　　大包穴是脾之大络，足太阴脾经的穴位，**具有健脾和胃、宽胸理气的功能。**可用于治疗全身乏力、全身疼痛等症。通过**按摩刺激大包穴，可以振奋脾气，促进脾的运化，推动气血运行，进而将水谷精华运送到五脏六腑。**对于**稳定血糖，缓解身体疲劳**都有非常好的作用。

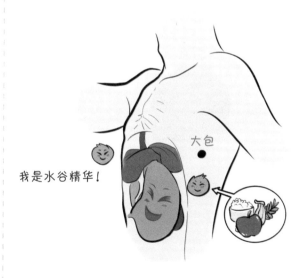

大包

我是水谷精华！

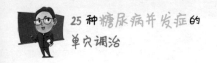
◉ 百 会

疲劳乏力，阳气不为，升阳益气，急需百会。

百会位于**头顶正中线和两耳尖连线的交点处**，也就是在头顶的正中心。

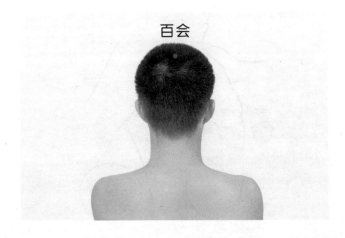

百会

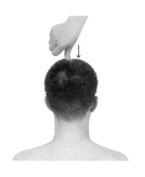

点按百会

拇指指端或指腹用力点按百会穴，使百会穴以及整个头部产生沉重感为宜。

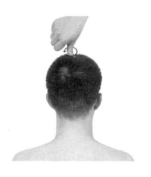

按揉百会

拇指指腹用力沿逆时针方向按揉百会穴，以局部产生酸胀疼痛感为宜。

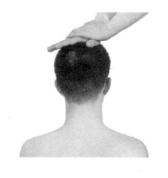

摩按百会

两手相叠，右手手心对准百会穴，左手手心置于右手手背上，两手一同用力摩按百会穴，以局部产生温热感为宜。

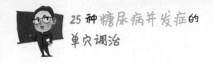

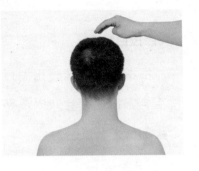

振百会

用示指、中指、无名指三指，快节奏、轻轻用力拍打百会穴。

按摩百会穴的每个操作时间约为 5 分钟，总时间约为 20 分钟。每天早晚各一次，多多益善。

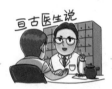

亘古医生说

百会穴为督脉的穴位，具有升阳益气、开窍醒神、回阳固脱、清头明目、健脾宁心、平肝息风等作用。头为精明之府，百脉之宗，人体的十二经脉都汇聚在此，是全身的主宰。百者，多也；会者，交会之处也。故按摩百会穴能够通达全身的阴阳脉络，连贯所有经穴，对于调节人体阴阳平衡起着十分重要的作用。同时，按摩百会穴还可以提升人体的阳气，增加大脑的血液供应，使人体精力快速恢复，改善糖尿病患者由于气血亏虚所导致的疲劳乏力、阳气不振等各种症状。

◎ 足太阴脾经

有些脾气亏虚的人在脾经上会出现压痛点。

足太阴脾经起于足大趾内侧端（隐白穴），沿内侧赤白肉际，上行过内踝的前缘，沿小腿内侧正中线上行，在内踝上8寸处，交出足厥阴肝经之前，上行沿大腿内侧前缘，进入腹部，属脾，络胃，向上穿过膈肌，沿食道两旁，连舌本，散舌下。本经脉分支从胃别出，上行通过膈肌，注入心中，交于手少阴心经。

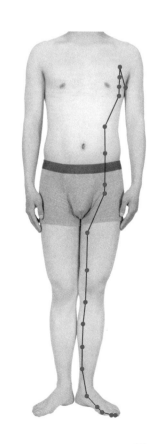

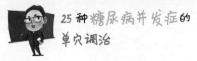
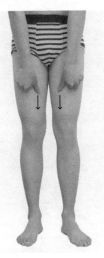

推按脾经

拇指在大腿前内侧沿脾经从上向下推按，寻找压痛较为明显的点。当找到脾经上所有的压痛点后，逐个点揉，直到各压痛点痛感消失时为止。

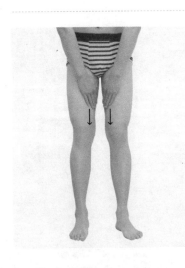

拍打脾经

点揉压痛点后，用手掌轻轻拍打脾经，促进气血运行。

按摩脾经的每个操作时间约为 5 分钟，总时间约为 10 分钟。每天早晚各一次，多多益善。

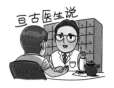
亘古医生说

　　当我们找到压痛点时，这个点就是经络不通的地方，通过对压痛点的按摩，可以达到疏通经络的目的。**有疲劳乏力症状的患者，他的脾经容易出现阻滞不通，尤其在三阴交和地机等穴表现最为明显。**这些压痛点一旦消除，疲劳乏力的症状就能得到一定的缓解。

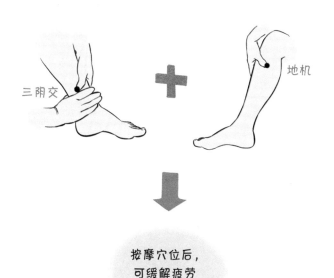

三阴交

地机

按摩穴位后，
可缓解疲劳
乏力

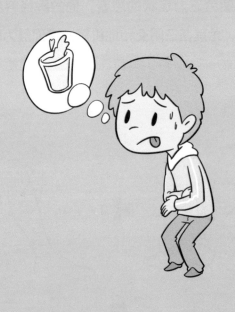

第二课　口干口渴

口渴，是人体自身一种独特的保护机制，它可使人体免于脱水。一般来说，成人每天大约需要 2 200 毫升水，从食物中可获得 1 000 毫升水，其余的 1 200 毫升则需要通过饮水补充，才能满足人体的生理需要。当体内水分一旦恢复平衡，这种"保护性"口渴即随之消失。

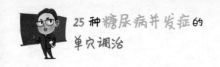
中医对糖尿病口渴的认识

具有典型"三多一少"症状的糖尿病，中医称之为消渴。
这个"渴"就是指喝得多，且往往与多尿同时出现。患者能够感觉饮水量和饮水次数明显增多，并总是自我感觉口干口渴，而这也是糖尿病一个非常重要的症状。

中医将消渴分为三种，**把以口干口渴为突出表现的叫作"上消"。**上消主要是燥热伤肺造成的，但这仅是表面现象，其实阴虚才是它的根本，所以，糖尿病出现的口干口渴，要滋阴清热才能缓解。

如果糖尿病患者在使用胰岛素或服用降糖药期间依旧觉得口渴，就说明其病情在加剧或治疗方案需要调整。这时应向专业医生咨询，调整治疗方案。

可以导致口渴的原因有哪些

导致口渴的原因：

· 重体力劳动。

· 失血。

· 烧伤。

· 呕吐、腹泻。

· 高温（中暑）而大量出汗。

· 摄入盐分过多。

体征表现：口干舌燥、面容憔悴、眼窝塌陷、皮肤干瘪而不能舒展等。

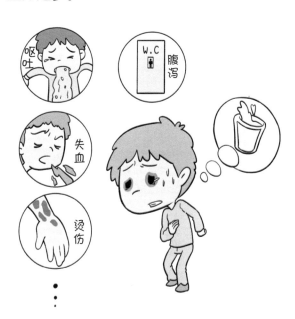

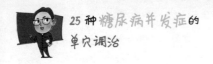
◉鱼 际

肺热伤津，口渴多饮，清热润燥，鱼际可寻。

鱼，即鱼腹，屈曲大拇指时，肌肉隆起如鱼腹；际，即边际。**鱼际**在鱼腹边际，即**中医讲的白肉和赤肉上下交接的地方，第一掌骨中点处。**

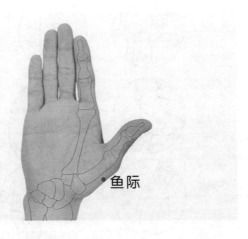

鱼际

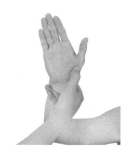

点按鱼际

拇指指端或指腹用力点按鱼际穴，以局部产生酸胀疼痛感为宜。

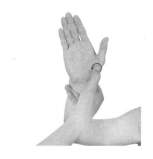

点揉鱼际

拇指指端点按鱼际穴后，再用力沿顺时针或逆时针方向揉鱼际穴，以局部产生酸胀疼痛感为宜。

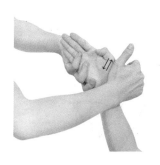

擦鱼际

术者左手托住患者手部，裸露鱼际穴，用右手大鱼际前后快速摩擦患者鱼际穴，以局部皮肤透热为度。

按摩鱼际穴的每个操作时间约为 5 分钟，总时间约为 15 分钟。每天早晚各一次，多多益善。

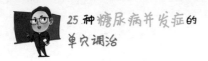
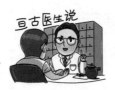

亘古医生说

　　糖尿病出现多饮症状者，多属于肺燥津亏，病变部位主要在肺。中医认为肺主一身之气，为水之上源，具有输布水液的作用。**肺有燥热，一者不能正常的输布水液，使水液直趋下行，肺不布津，从而发生口干口渴；二者燥热易伤津，人体津液不足就会出现口干口渴。**

　　鱼际穴是手太阴肺经上的第二个穴位，具有良好的通调肺气，清泄肺热和生津的作用。肺无病，则肺气能够促进人体水液的输布和代谢，使水液起到滋润皮肤、口、唇、舌等器官的作用。

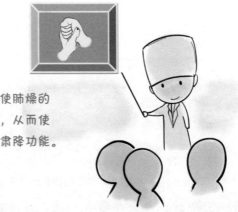

点揉鱼际穴可使肺燥的
状况得以缓解，从而使
肺恢复其宣发肃降功能。

◉ 少　商

肺热津亏，血脉易阻，清热祛瘀，泻血少商。

少商位于**大拇指末节桡侧，距离指甲角约 0.1 寸。**

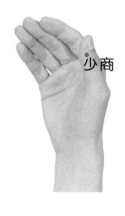

少商

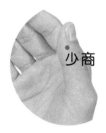

少商

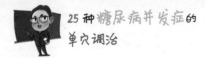

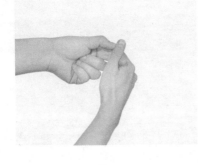

掐少商

用拇指指甲掐少商穴，以少商穴产生酸胀疼痛感为度。

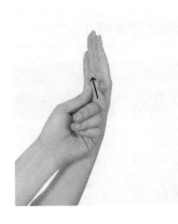

推挤少商

大拇指指端着力，用推法在另一只手大拇指桡侧，由指根向指端方向推。在推到少商穴时，力度可以适当加大，并对少商穴用力挤压。

掐少商穴的操作时间约为 5 分钟，推挤少商穴约 100 次。每天早晚各一次，多多益善。

放血方法

消毒后，用力推挤少商穴，再用三棱针快速地在少商穴点刺，然后再挤出血来。**放血法最好在专业人员指导下进行。**如果无专业人员指导，可以用前面两种方法代替。

放血步骤：

· 酒精消毒。

· 推挤少商穴。

· 三棱针快速点刺。

· 放血 3～5 滴。

 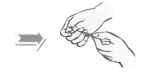

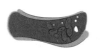

亘古医生说

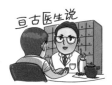

少商穴是十二井穴之一，十二井穴共同的特点就是清热开窍。同时少商穴也是肺经上的最后一个穴位，有清肺泄热的作用。随着糖尿病病程的延长，人体会出现血流较慢，血瘀脉阻的现象。**在少商穴放血，一可除瘀通络，二可清热解渴，三可调理肺气，这被称为少商穴的"一穴三功"。**

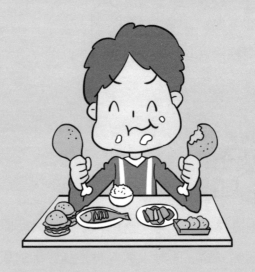

第三课　饥饿多食

以前有一种观点，认为脂肪在胃中的排空时间比较长，所以吃了油性较大的食物不易感到饥饿。教科书上也曾提到过，胃排空后出现的胃收缩运动是饥饿感产生的原因。但后来的实验发现，动物在切除了支配胃的神经后，饥饿感并没有完全消失。人的胃被大部分切除后，仍然会有饥饿感。这都说明，饥饿感的产生另有原因……

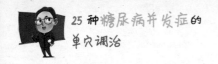

糖尿病患者出现饥饿感的原因

现在人们在大脑中发现了控制饥饿感的中枢，并且这个中枢的神经细胞对血液中的葡萄糖浓度或脂类浓度变化非常敏感。血中葡萄糖含量降低，通过血液循环被摄食中枢感受而产生饥饿感。所以，目前认为**糖尿病患者出现饥饿感的主要原因与血糖水平有关**。当然，饥饿感产生的机制是很复杂的，与心理因素、饮食习惯也有一定关系。

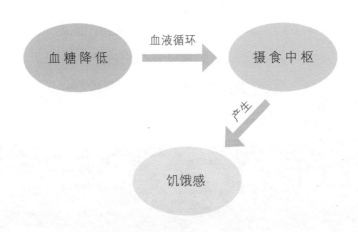

饥饿感与血糖水平有关

中医对糖尿病患者出现饥饿感的认识

中医经常用"消谷善饥"来形容糖尿病患者常常出现饥饿感和比较爱吃的现象，并且有个名字叫"中消"，如《证治准绳》载："**消谷善饥为中消**"。脾胃的作用是腐熟，运化饮食，并将消化后的水谷精气输送到全身。如果胃火太旺，或脾气不足，不能将水谷精微运送到肌肉等全身需要的地方去，机体缺乏水谷精微的滋养，就会出现饥饿、多食的现象，这是机体本能的代偿性反馈。

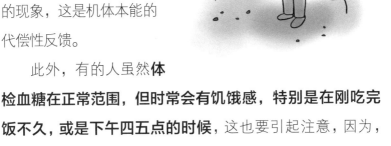

我刚吃完饭不久，怎么又饿了？

此外，有的人虽然**体检血糖在正常范围，但时常会有饥饿感，特别是在刚吃完饭不久，或是下午四五点的时候**，这也要引起注意，因为，饥饿感也是**糖尿病的一个早期信号**。

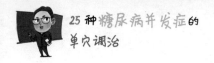
◉ 内 庭

脾弱胃强，饥饿不停，健脾清胃，首推内庭。

内庭位于足背，当二、三足趾之间，趾蹼缘后方赤白肉际（黑白相间）处。

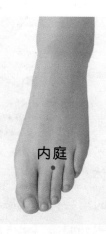

内庭

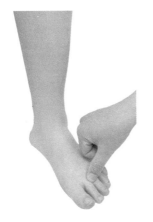

点压内庭

二、三足趾略微分开，拇指指端用力点压内庭穴，以局部产生酸胀疼痛感为宜。

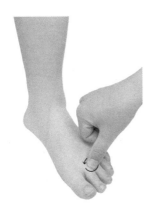

揉内庭

二、三足趾略微分开，在点压内庭穴后，再用力揉内庭穴，以内庭穴产生酸胀疼痛感为宜。

按摩内庭穴的每个操作时间约为 10 分钟，总时间约为 20 分钟。每天早晚各一次，多多益善。

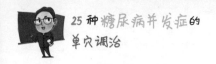
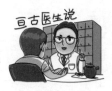

亘古医生说

　　中医认为，长期过食肥甘、饮酒、嗜食辛辣，可损伤脾胃。脾胃受损，则运化失职，且辛燥食物容易积热并滞留在脾，使脾胃津亏火盛，从而发生消渴。故糖尿病出现饥饿多食，多属脾虚胃盛。**脾胃为后天之本，故脾胃功能正常是人体健康长寿的根本。** 脾虚胃盛，一者不能正常运化水液，二者可使胃蠕动增快，导致多食善饥。

　　内庭穴是足阳明胃经的荥穴，具有清阳明、泻胃火的作用。糖尿病患者食欲旺盛，点揉内庭穴则可清泄胃腑邪热，抑制食欲，减少摄入，同时，还具有健脾的作用。

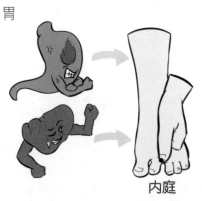

内庭

脾虚胃盛可点按内庭穴

◉ 里内庭

中消食多，清泻阳明，不可或缺，里内庭穴。

里内庭在足底，当足底第二与第三趾的夹缝之中，与足背内庭穴相对处，俯卧或仰卧取之。

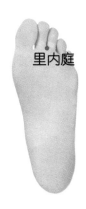

里内庭

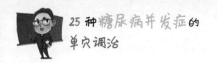
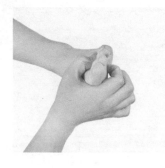

掐揉里内庭

拇指与中指指端或指甲相对，分别放于内庭穴和里内庭穴上，对按掐揉，以局部产生酸胀疼痛感为宜。

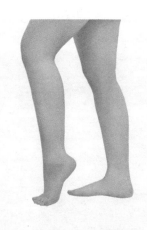

踩压里内庭

患者站立，用力抬左脚，使左脚趾和前脚掌着力，并逐渐将身体重心向第二趾和第三趾上移，直到里内庭穴处产生酸胀疼痛感为止。之后再踩压右脚的里内庭穴。

掐揉里内庭穴的操作时间约为 5 分钟，踩压里内庭穴的操作时间约为 10 分钟，总时间约为 15 分钟。每天早晚各一次，多多益善。

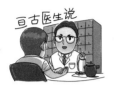

亘古医生说

　　凡是位置在人体下部的穴位一般都有引火下行的作用。里内庭穴是经外奇穴，与足背胃经内庭穴相对。**从经脉循行角度看，里内庭在足阳明胃经上，位居胃经下端，常用来泻胃经火热，调理胃肠气机。**此外，该穴对小儿消化不良、急性胃肠炎、胃痛等也有一定治疗作用。

消除饥饿感的小窍门

小窍门	原　　理
细嚼慢咽	延长就餐时间，就可在少量的饮食下消除饥饿感，减少饮食总量
多吃蔬菜、高容积的食物	用蔬菜、粗粮等占胃容积的食物代替高能量食物，可将整个胃撑满，减轻饥饿感
分散对食物的注意力，养成新习惯	一些饥饿感与心理反应相关，通过饥饿适应，养成新的饮食习惯
少量多餐	每日进餐 4 ～ 5 次，维持胃容量，减轻饥饿感

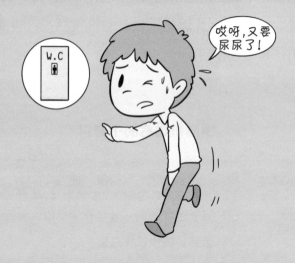

第四课　小便频繁

　　糖尿病以渴而多饮，饥而多食，小便频多，或尿有甜味，身体消瘦为临床特征。糖尿病患者小便频繁是由于尿糖增高，产生渗透性利尿，加上大量饮水，尿量和排尿次数增多，进而出现尿频，部分糖尿病患者甚至会产生尿崩症。此外，还有的患者会因为免疫力降低，产生尿路感染而出现尿路刺激征，即尿频、尿急、尿痛等症状。

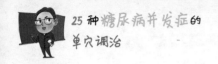

肾气虚引起的小便频繁

　　在机体水液代谢与输布，饮食精微传输和利用的过程中，肾的开合与膀胱的气化功能起着决定性的作用。中医把以**多尿症状突出者，称为下消**，其原因在于**肾为先天之本，肾气亏虚，肾开阖固摄失权，膀胱气化无力，水液则直趋下泄，随小便而走则成小便频数**。故补益肾气是治疗的根本。

　　糖尿病伴小便频繁的患者，可以通过本节内容，了解中医经络和传统养生的知识，学会有效缓解小便频繁的方法。

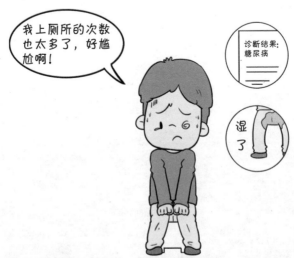

◉ 太　溪

小便频多，肾虚难及，滋养肾气，尚需太溪。

太溪位于足内侧，内踝后方，当内踝尖与跟腱之间的凹陷中。

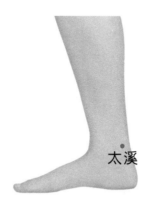

太溪

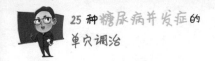

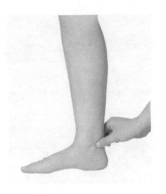

点按太溪

两手拇指指端用力点按双侧太溪穴，以酸胀得气为宜。

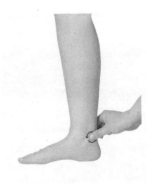

点揉太溪

两手拇指指端点按太溪穴后再用力揉，以酸胀得气为宜。

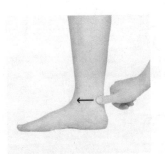

推太溪

拇指指腹紧贴在太溪穴，然后向胫骨方向推，以酸胀得气为宜。约100次。

按摩太溪穴的每个操作时间约为 5 分钟，总时间约为 15 分钟。每天早晚各一次，多多益善。

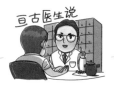

亘古医生说

太溪穴是足少阴肾经上的输穴和原穴，具有滋肾阴、壮肾阳、益肾精、纳肾气的功效。

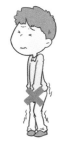

肾开阖有道

小便不能随意下泻

太溪穴可滋肾阴、壮肾阳、益肾精、纳肾气

肾气充足

水谷精微重新化气为身体所用

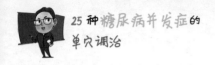
种糖尿病并发症的
单穴调治

◎ 照 海

小便频多，夜夜难挨，补贤益气，参考照海。

照海在**足内侧，位于内踝下缘凹陷中。**

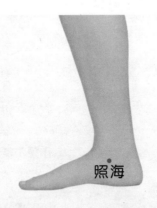

照海

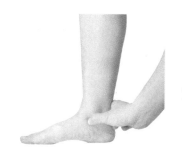

掐照海

拇指指甲轻轻掐照海穴，以产生酸胀疼痛感为宜。

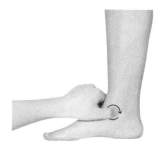

揉照海

拇指指端或指腹着力，用揉法在照海穴上按揉，以带动皮下组织为宜。

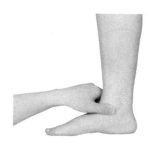

按照海

拇指指端或指腹用力按照海穴，以产生酸胀疼痛感为宜。

按摩照海穴的每个操作时间约为 5 分钟，总时间约为 15 分钟。每天早晚各一次，多多益善。

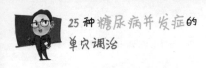
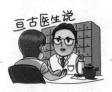
亘古医生说

照海穴与太溪穴同为肾经穴位，二者合用可以加强补益肾气的作用，使肾气及早恢复，达到快速治疗糖尿病患者小便频繁的目的。

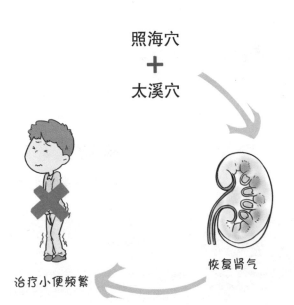

照海穴
＋
太溪穴

恢复肾气

治疗小便频繁

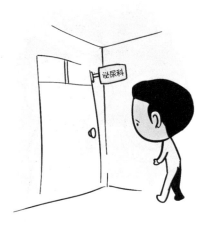

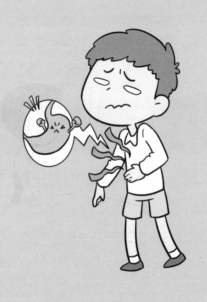

第五课　胃脘胀痛

　　曾有一位糖尿病患者说，自己患有糖尿病十余年，一直服用降糖药，当出现高血压时，又同时服用降压药，后来又出现了胃部疼痛的症状。他不知道这是什么原因造成的，难道糖尿病与胃病也有关系么？

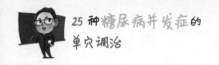

胃脘胀痛与糖尿病有关吗

胃脘胀痛是指上腹部出现的胀或疼痛，也是糖尿病患者可能并发的一个症状。我们知道糖尿病的发生与脾胃功能的失调有关，脾胃功能失调会有许多的临床表现，其中胃部的胀痛就是常见的症状。脾胃功能失调是因为脾气不能升，胃气不能降导致的，脾胃的一升一降才能维持中焦的气机通畅，反之就会"不通则痛"。引起脾胃升降失调的原因很多，例如生气、紧张、饮食不节、喝酒、吃生冷的食物、身体受寒湿等。糖尿病患者出现胃脘胀痛除了控制好血糖和避免上述诱发原因外，还可以尝试穴位按摩的方法缓解症状。

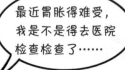

最近胃胀得难受，我是不是得去医院检查检查了……

◉ 中 脘

胃脘胀痛，气滞寒湿，和胃顺气，可取中脘。

中脘在上腹部，前正中线上，当脐中上４寸。

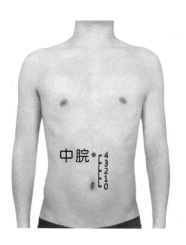

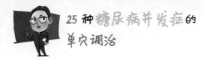
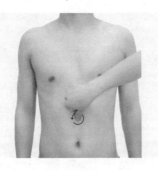

点揉中脘

拇指指端贴住中脘穴处，沿顺时针或逆时针方向揉，以局部产生酸胀疼痛感为宜。

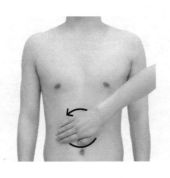

摩中脘

手掌以中脘穴为中心，沿顺时针方向轻轻摩动，以带动腹部皮下组织为宜，之后将摩的范围逐渐扩大到整个上腹部。

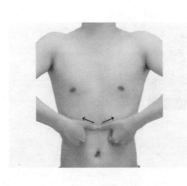

指推中脘

两手大拇指以中脘穴为起点，向腹部两侧肋弓方向分推，约100次。再用示指、中指、无名指三指以上脘穴为起始点，沿任脉方向向下用力直推至中脘穴，约100次。

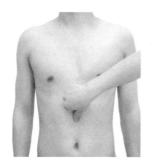

点按中脘

呼气时，拇指端逐渐用力按压中脘穴，吸气时停止按压，并在所在位置不动。如此反复3次，直至拇指能感到腹中动脉跳动为止。持续按压约一二分钟后，拇指随吸气时腹部的鼓起而逐渐向后退，呼气时停止，并在所在位置不动。如此反复3次，直至拇指完全退出。

按摩中脘穴的每个操作时间约为5分钟，总时间约为20分钟。每天早晚各一次。

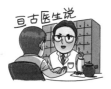

亘古医生说

中脘穴为胃腑的募穴，也是腑会穴，是六腑气血输注于腹部的穴位。现代医学中的胃炎、胃溃疡、胃痉挛等均可以选取这个穴位进行保健。

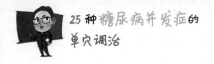

◎ 足三里

胃失和降，胀痛不已，强身健体，取按三里。

足三里在**小腿前外侧，当犊鼻下 3 寸，距离胫骨前缘一横指（中指）**。

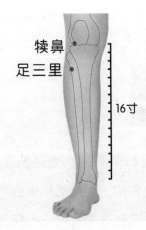

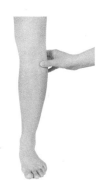

点按足三里

拇指指端用力点按足三里穴，以足三里穴产生酸胀感为宜。

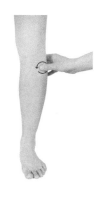

揉足三里

拇指指端或指腹着力，用揉法在足三里穴及其附近反复揉动，以足三里穴产生酸胀感为宜。

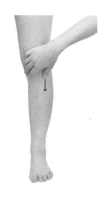

推足三里

拇指腹着力，自足三里穴处轻轻用力向足部方向直推，使局部皮肤发热为宜。

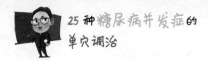

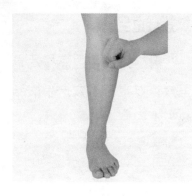

捶击足三里

轻轻握拳，以小鱼际和小指掌指关节为着力点，轻轻捶击足三里穴，以足三里穴产生酸胀感为宜。

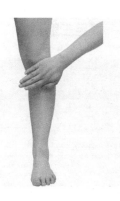

拍打足三里

手掌轻轻拍打足三里穴，使足三里穴产生酸胀感为宜。

按摩足三里穴的每个操作时间约为 5 分钟，总时间约为 25 分钟。每天早晚各一次。

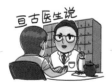

足三里穴是胃腑的下合穴，也是胃经的合穴，具有健脾和胃、回阳固脱、疏泄肝胆、强身健体等作用，是人体的保健要穴。

足三里穴是个保健穴，没事可以多按摩一下。

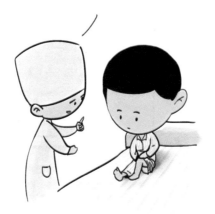

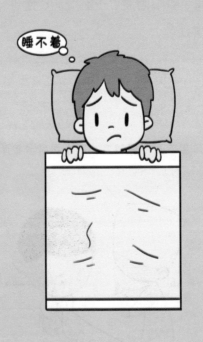

第六课　失眠、多梦

经常有糖尿病患者诉说自己不但受糖尿病之苦，同时还有失眠、多梦的症状。有时为了能好好睡上一觉，就会选择服用安眠药，但长期服用后不但产生了药物依赖性，还会因担心药物副作用、所患病症治愈不好等加重心理负担，甚至出现抑郁的情况，进而加重失眠症状，形成恶性循环。

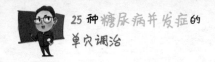

糖尿病导致失眠的原因

　　糖尿病患者容易发生失眠，失眠产生的原因多种多样，如有的患者因多饮造成夜里频繁起床而影响睡眠，也有的患者因为担心并发症或其他生活压力而引起失眠，还有一些肥胖的 2 型糖尿病患者夜间常常因为憋醒而引起失眠。

　　中医有"阳入于阴则寐，阳出于阴则寤"之说，这里的寐和寤就是指入睡和醒来。由此可知**失眠的本质是阴阳不调**。明白了这一点，我们就掌握了调节睡眠的诀窍，那就是要阴阳平衡。

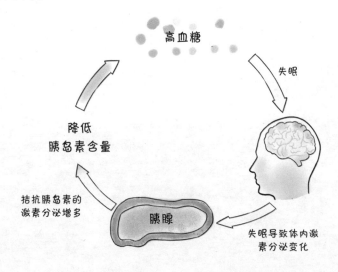

高血糖

失眠

降低
胰岛素含量

拮抗胰岛素的
激素分泌增多

胰腺

失眠导致体内激
素分泌变化

调节阴阳，"子午觉"显神奇

子午时是人体阴阳交泰的最佳时机，此时休息好可以恢复人体阴阳，使人体达到阴平阳秘的良好状态。若休息不好，其他时间即使多睡2小时，也达不到子午觉的效果。久而久之，就会造成人体阴阳不调，气血亏虚，脏腑柔弱，身体虚弱。所以大家要充分认识子午觉的重要性，按时作息，尽可能在子时之前睡觉，午时小憩。即便睡不着，也要平心静气，闭目养神，这对恢复身体阴阳平衡是大有裨益的。

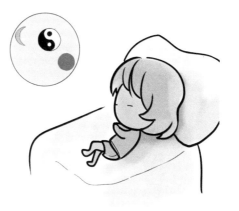

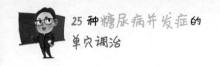
为什么"子午觉"很重要呢

	子 时	午 时
时 间	23:00—次日1:00 人体一阳生的时辰	11:00—13:00 人体一阴生的时辰
功 能	主管人体阳气的生长和生发	主管身体气血及时恢复
所主经脉	胆经	心经
脏腑作用	"凡十一脏者,皆取决于胆",胆气充足,其余的脏腑才能发挥各自的功能	推动心血运行,进而养血、养气、养心、养神、养筋
子午觉作用	子时觉补充阳气	午时觉补充气血
阳气及气血的作用	人体的阳气起到动的作用,所有的行动、运动均和阳气相关	气血是人体赖以生存的基础物质,可以维持五脏六腑功能正常,保持身体健康
子午觉不足对人体的影响	可导致阳气不足,工作效率低,脏腑功能弱,身体的活力和动力不足	心的气血不足,心神不安时,可出现急躁易怒、烦躁、健忘、多梦等症状

梦与人体健康的关系

　　谈到失眠，就很容易涉及多梦。早在两千年前的《黄帝内经》中就提及人的梦和疾病的关系："是知阴盛则梦涉大水恐惧，阳盛则梦大火燔灼，阴阳俱盛则梦相杀毁伤。上盛则梦飞，下盛则梦堕。甚饱则梦予，甚饥则梦取。肝气盛则梦怒，肺气盛则梦哭。短虫多则梦聚众，长虫多则梦相击毁伤。是故持脉有道，虚静为保。"

梦与健康有关吗？

　　从这段话可以看出，梦和人的健康状况是相关的。身体阴气盛就会梦到水，阳气盛就会梦到大火。上盛则梦到飞起来，在空中飞得很高；下盛则会梦到自己跌倒。太饱就会梦到给人东西，太饿就会梦到想吃东西。肝气盛容易发脾气，若梦到和人吵架，以及许多伤心痛苦的事情，就知道自己的肝出现问题了。肺气太过就会梦到哭，以及许多悲哀的事情。如果朋友们想多了解梦与疾病的关系，可参阅《黄帝内经》的《素问·脉要精微论》和《灵枢·淫邪发梦》相关篇章。

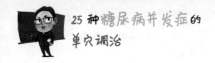

◎ 神 门

阳不交阴，扰乱心神，失眠多梦，求之神门。

神门位于**腕横纹尺侧端，尺侧腕屈肌腱的桡侧上凹陷处**。

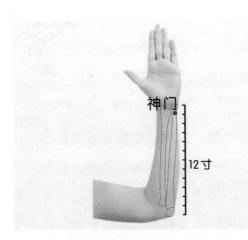

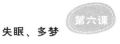

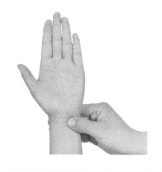

点压神门

拇指指端放于神门穴，先轻轻点压，后逐渐用力，使局部有酸胀疼痛感为宜。

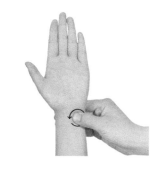

按揉神门

拇指指腹按压神门后，再轻轻揉动，带动深层的肌肉，使局部有酸胀疼痛感为宜。

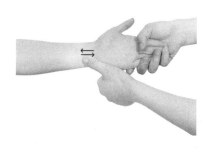

擦搓神门

拇指指腹为着力面紧贴神门穴，然后用力沿手臂方向来回地擦搓，使局部产生温热感，并使热量传导到肌肉深层。

按摩神门穴的每个操作时间约为 5 分钟，总时间约为 15 分钟。每天早晚各一次，多多益善。

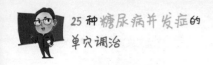
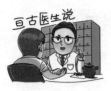

亘古医生说

神门穴别名兑冲，是手太阴心经的输穴和原穴。神，气也。门，出入的门户也。**故神门是心气出入身体的门户**，具有宁心安神、调理气血的功效，主治失眠、多梦等病症。

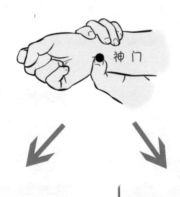

神门

宁心安神

调理气血

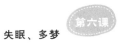

◉ 印 堂

阳热亢盛，阴气已伤，通督安神，选取印堂。

印堂位于**额部，当两眉头连线中点凹陷中。**

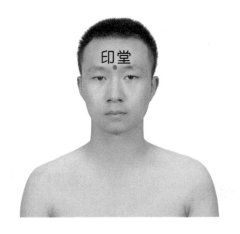

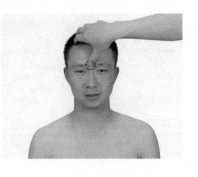

点揉印堂

拇指指端或指腹贴紧印堂穴，沿顺时针或逆时针方向用力点揉，以局部产生酸胀疼痛感为宜。

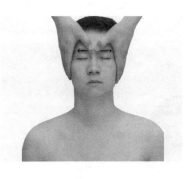

分推印堂

两手拇指指端或指腹贴紧印堂穴，从印堂穴沿两眉用力向两眉梢末端分推。

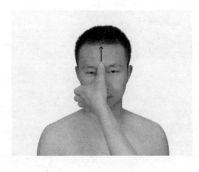

直推印堂

拇指指端或指腹着力贴紧印堂穴，从印堂穴用力向前发际直推。

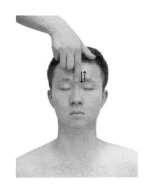

擦印堂

示指或中指指腹为着力点，在印堂穴与前发际之间快速往复摩擦。

按摩印堂穴的每个操作时间约为 5 分钟，总时间约为 20 分钟。每天早晚各一次，多多益善。

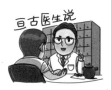

明朝李时珍曾经说过："脑为元神之府"，这强调了脑的重要性。《灵枢·海论》也说："脑为髓之海……髓海有余，则轻劲多力，自过其度；髓海不足，则脑转耳鸣，胫酸眩冒，目无所见，懈怠安卧。"

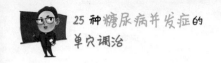

按摩印堂治疗失眠、多梦的机理

　　印堂穴位于头部，是经外奇穴，**具有清热宁神、通络止痛之效**，主治失眠多梦、健忘、头痛头晕等病症。**综合来看，印堂穴对糖尿病所致的失眠多梦具有良好的效果。**

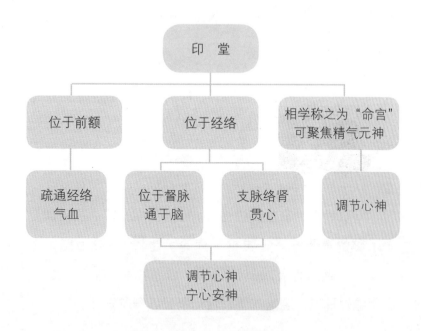

印堂穴治疗失眠、多梦的机理

◎ 三阴交

虚火扰神，失眠健忘，调肝脾肾，选三阴交。

三阴交在小腿内侧，当足内踝尖上 3 寸，胫骨内侧缘后方。

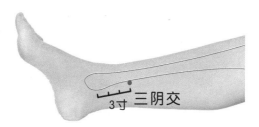

3寸　三阴交

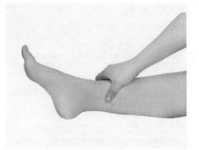

点按三阴交

拇指指端或指腹贴紧三阴交穴，逐渐用力点按，使局部产生的酸胀疼痛感向膝部传导。

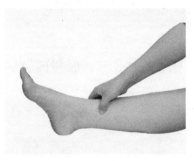

掐三阴交

拇指指尖掐点三阴交穴，刺激强度比点按更大，使局部产生的酸胀疼痛感向膝部传导。

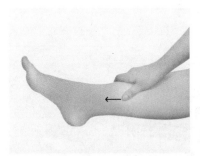

推揉三阴交

两手拇指指端或指腹紧贴三阴交穴，用力沿胫骨后缘向踝部或膝部直推。

按摩三阴交穴的每个操作时间约为 5 分钟，总时间约为 15 分钟。每天早晚各一次，多多益善。

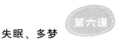

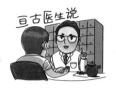

三阴交虽是足太阴脾经的穴位，但却是足部三条阴经交会之处，可调理肝经、肾经、脾经的气血，具有疏肝解郁、补肾益气等作用，主治失眠、健忘、多梦等病症。

三阴交、神门、印堂三穴配伍，针对糖尿病阳不入阴者，可补益气血、调和阴阳、宁心安神，达到标本兼治的效果。一旦患者阳气入于阴，自然心神安定，无失眠、多梦之患。

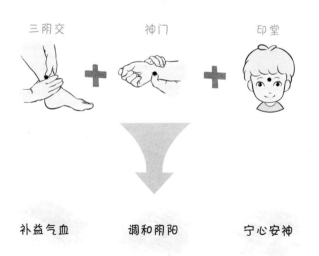

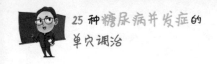
◉ 足少阳胆经

双揉胆经,调节阴阳。

足少阳胆经起于外眼角
（瞳子髎），向上达额角部，
下行至耳后（风池穴），由
颈侧，经肩，进入锁骨上
窝（缺盆）。直行脉再走
到腋下，沿胸腹侧面，然后
沿下肢外侧中线下行。经外
踝前，沿足背到足第四趾外
侧端（窍阴穴）。

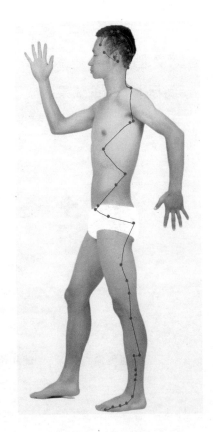

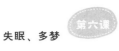

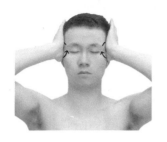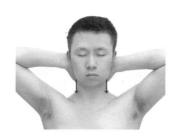

掌揉头部两侧

两手掌用揉法从两侧太阳穴开始缓缓揉动，之后逐渐向头后部边走边揉，一直揉到两耳后。

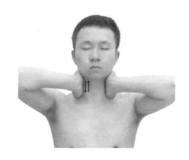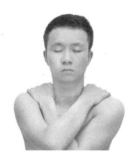

抓揉两侧颈肩

完成上步操作后，两手在颈部两侧搓揉 3 次，然后双手交叉，抓拿对侧肩膀的肩井穴 3 次。

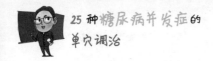

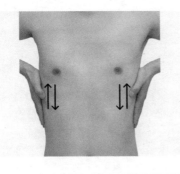

搓揉两侧胁肋

完成上述操作后，两手掌用搓揉法从两腋窝下开始，沿身体两侧中线逐渐向下揉动，直到两髋关节处。

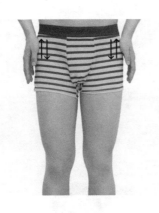

掌揉腿部两侧

从髋关节开始，两手自然松开，以掌根为主要着力点置于大腿外侧，用力持续不断地摩揉胆经，使力度到达大腿筋肉层。边走边揉，经过膝盖，小腿外侧，直到踝关节处。

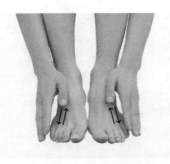

擦揉脚背外侧

揉到踝关节时，用手掌沿踝关节到第四脚趾之间的连线来回擦揉，直到两脚背皮肤略微发红为止。

按摩胆经的每个操作时间约为 5 分钟，总时间约为 25 分钟。每天早晚各一次，多多益善。

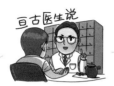

亘古医生说

双揉胆经既可**温养胆经气血，促使气机生发，又可安神益心，促进阴阳平衡**，用于治疗各种失眠多梦、烦躁、胆汁排泄不畅、抑郁烦闷等。需要注意的是，**双揉胆经从一个部位向另一个部位移动时，应尽可能保持动作的连续性，甚至在双揉头部、胁肋部、腿部等部位时，手掌也不要离开身体**，如此方可以持续不断地温阳胆经，促进胆经气血运行。同时，在操作过程中需注意根据不同的部位掌握不同的揉动力度，以力度达到筋肉层，不产生疼痛为原则。

有些患者在按揉之后可能出现皮肤发痒的症状，请勿多虑，停止按揉后很快就会好了。

为什么按摩胆经会有养心安神的作用？

五脏通五别理论认为心与胆相别通，故温阳胆经就可以起到养心安神之效。

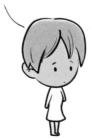

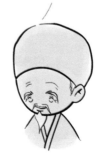

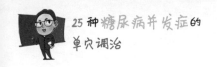
睡眠的注意事项

睡眠的注意事项如下表所示。

避免睡前兴奋	避免睡前吃东西	创造良好的睡眠环境	形成规律的作息习惯
睡前精神放松，减轻思想负担。不喝茶和咖啡，不做剧烈运动，避免使自己精神兴奋，不易入睡	"胃不和则卧不安"，所以睡前不要吃难消化的食物，也不能吃饭后马上睡觉。同时还要防止过度饥饿影响睡眠	保持室内空气清新，避免强光、噪音，选择适合自己的卧具等	制订适合自己的作息时间表，每天按时睡觉、起床，不要赖床和"恶补"睡眠，即使是节假日也要坚持按时作息

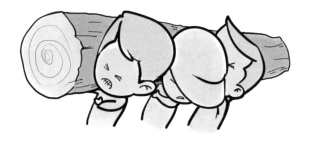

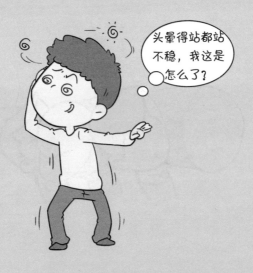

第七课　头痛、头晕

许多头痛的发生说不清楚具体原因，医生就给它起了一个笼统的名字叫"原发性头痛"，也称为"功能性头痛"。还有一些头痛是由疾病导致的，因为它继发于某个明确的病症，所以叫"继发性头痛"。头痛的原因有很多，每个人可能都不一样，我们首先要到医院进行检查、确诊。

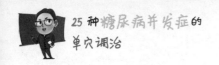
糖尿病患者出现头痛、头晕的原因

头痛（包括一些头晕）是糖尿病患者常常出现的症状，但不是每个糖尿病患者都会遇到的问题，这是因为头痛、头晕与糖尿病的血糖控制有关，血糖过高或过低都容易引起头痛或头晕。中医认为，大部分糖尿病引起的头痛、头晕与三个因素关系较为密切：气虚，头部经络瘀阻；肝失疏泄，胆气不利；气血亏虚，头面失去濡养等。不管哪种原因，为了完全缓解或停止由糖尿病引起的头痛、头晕，首要的任务是控制血糖水平，并进行良好的糖尿病管理。这可能涉及改变生活方式，或调整药物剂量。

◉ 列 缺

头痛难忍，气滞血瘀，通经活络，可取列缺。

列缺位于**桡骨茎突， 腕横纹上 1.5 寸处**。也可用两手虎口相交叉，一手示指压在另一手的桡骨茎突上，当示指指尖到达的凹陷处即是。

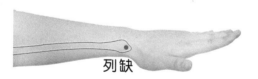

列缺

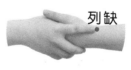

列缺

简易取穴法

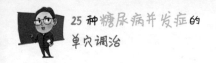

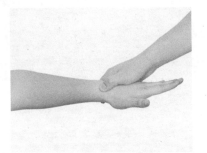

掐列缺

右手拇指指端偏指尖处用力掐列缺穴，使整个手腕产生强烈的沉重感和胀痛感。

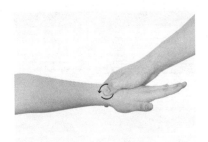

点揉列缺

以拇指指腹部作为着力点，用力点揉列缺穴。以局部产生较为强烈的酸胀疼痛感为宜。

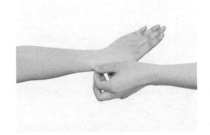

挤列缺

拇指、示指相对捏住列缺穴处的皮肤，用力挤压，使局部皮肤产生疼痛感，挤压后以局部皮肤发红为度。

按摩列缺穴的每个操作时间约为 5 分钟，总时间约为 15 分钟。每天早晚各一次，多多益善。

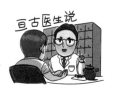

亘古医生说

中医有首歌诀："肚腹三里留，腰背委中求，头项寻列缺，面口合谷收。"其中"头项寻列缺"就指的是头部或颈部的病症可以用列缺穴进行治疗。

列缺

为手太阴肺经穴位

手太阴肺经第七个穴位肺经络穴	可调节肺经与大肠经经气
大肠经与胃经循行于头面部	共同主头前部病症
与奇经八脉之任脉相通	调节任脉经气及气血
调节任脉气血	进而调节全身阴经气血

《医学入门》之观点

肺与膀胱相别通	肺经穴位可治疗膀胱经病变，如头后痛和肩颈痛
肺经与脾经同属太阴经	肺经穴位可调节脾经气机，治疗太阴病

子午流注

肺经与肝经相交接	肺经可调节部分肝经气机，治疗厥阴病

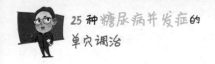

◎风 池

肝胆有热，气血阻滞，标本兼治，急取风池。

风池在**项部，当枕骨下，胸锁乳突肌与斜方肌上端之间的凹陷处。**

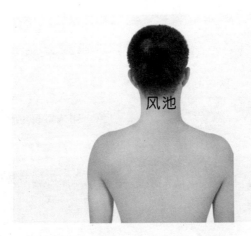

点按风池

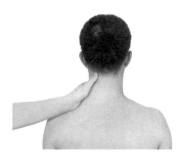

术者将一只手拇指指端作为着力点（另一只手可轻轻按住患者对侧额角处作为辅助），朝患者鼻尖方向用力点按风池穴，使穴位周围产生强烈的酸胀疼痛感。也可将拇指与示指分别放于患者两侧风池穴，用力点风池穴。此种方法较前种方法刺激量稍轻，有些敏感者甚至在点按产生强烈的酸胀疼痛感的过程中，头痛、头晕即可止住。

拿揉风池

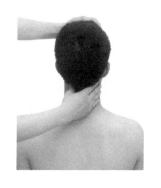

术者一手轻按患者前额部，另一手拇指与其余四指分别放于两侧风池穴。拇指、示指轻轻揉动风池穴处的肌肉，放松局部肌肉。初时，可产生较轻的酸胀感，疼痛不明显。拿揉时间稍长，可使局部肌肉产生温热感。

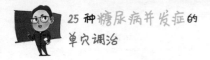
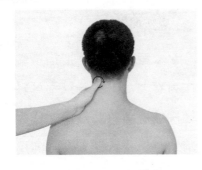

点揉风池

拇指指端和指腹部着力，在风池穴处轻揉，力度以带动深层肌肉为宜，随着点揉时间的延长，穴位周围可以产生较轻的酸胀感。

按摩风池穴的每个操作时间约为 5 分钟，总时间约为 15 分钟。每天早晚各一次，多多益善。

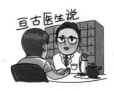

风池穴是足少阳胆经的穴位，可以调节胆经的气血，具有疏肝利胆、疏风清热的作用，主治头痛、头晕等病症。同时，风池穴也是足少阳胆经与手少阳三焦经和阳维脉的交会穴，可以调节三焦，平衡全身气机。除了头痛，糖尿病患者伴随头晕时，也可用按摩风池穴进行缓解。

头痛与经络之间的关系

　　中医对头痛还有更细致的认识，就是根据头痛出现的经络部位来治疗，这就是"辨六经，治头痛"，下面简单介绍给大家。

　　头为诸阳之会，所有的阳经都汇集到头部。诊疗时首先看头痛的具体部位，是前额痛、头后痛、两颞侧痛，还是头顶痛。然后判断是阳明头痛、太阳头痛、少阳头痛，还是厥阴头痛。最后选择相应的阳明经、太阳经、少阳经、厥阴经上的穴位治疗头痛。

	经　脉	位　置
头部经脉分布	少阳经	两颞侧部
	太阳经	头后部
	阳明经	前额部
	足厥阴经	头顶部

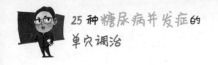

太阳头痛及其保健方法

头后痛连及颈肩部疼，属太阳经经气不利。太阳经是人体十分重要的经脉，起防卫作用，它分布在人体的背面和四肢的后侧面。所以，身体后面出了问题就要找太阳经。头痛也是如此，要按揉太阳经的穴位。

取穴 后溪、束骨。这两个穴位都是输穴，"输主体重节痛"，所以是治疗后头痛及颈肩部疼痛的重要穴位。比如**落枕后项部疼痛，点揉后溪穴、束骨穴**，往往一两次就能治愈。具有治疗作用的穴位还有很多，限于篇幅，这里仅为大家推荐使用两个穴位（六经头痛皆同）。

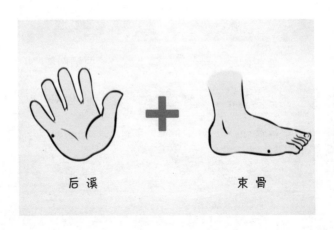

后溪 ＋ 束骨

阳明头痛及其保健方法

前额部疼痛，或痛连眉棱骨，属阳明经经气不利。 阳明经包括手阳明大肠经和足阳明胃经。胃经循行经过前额及整个颜面部，故面部、前额的病症要找阳明经。

取穴 合谷、陷谷。"面口合谷收"，陷谷是输穴，"输主体重节痛"，两个穴位结合起来共同治疗前额部的疼痛。当然，**也可以选择其他穴位，如足三里、内庭、三间等穴位。**

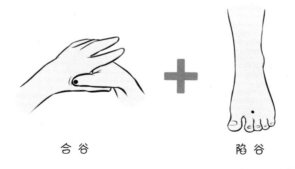

合谷 ＋ 陷谷

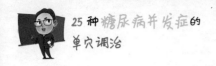

少阳头痛及其保健方法

两颞侧头痛，包括耳部、太阳穴处疼痛，属少阳经经气不利。 少阳经分布于头部两颞侧，包括手少阳三焦经和足少阳胆经，故两颞侧处的病症从此入手。

取穴 足临泣、中渚。这两个穴位都是输穴，"输主体重节痛"，所以是治疗偏头痛或者耳部疼痛的重要穴位。比如感冒后太阳穴处疼痛，点揉足临泣穴压痛点，往往立刻止痛。

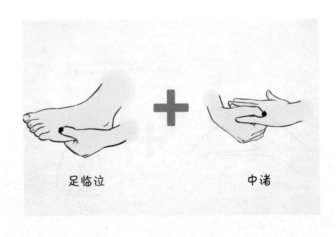

足临泣　　　　　　中渚

厥阴头痛及其保健方法

头顶痛属厥阴经经气不利。足厥阴肝经上达巅顶（头顶），故头顶疼痛的病症可从此入手。

取穴　太冲。首先，太冲穴可疏肝解郁；其次，作为输穴，太冲穴可治疗疼痛，是为最佳选穴。

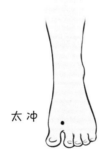

太冲

到此为止，有一定中医基础的细心读者会发现，前面四经头痛已经基本能够把头部区域划分完毕了，那么少阴头痛和太阴头痛在头部该怎么划分其所属的区域呢？请继续看下文。

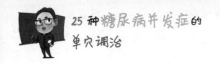
太阴头痛、少阴头痛及其保健方法

太阴头痛

头痛位置不定，按属性而定，多伴有头晕、头沉、腹泻、自汗等症状。确实，太阴经并没有到达头部，所以没有明确的区域划分，但是可以参考伴随症状来定。少阴经同样如此。

取穴 足三里、丰隆、三阴交、太白。根据头痛、头晕的属性来定，其病涉及脾经和胃经，需要健脾和胃，化湿，取穴较多。

少阴头痛

痛多连齿部，按属性而定，多空痛，或隐痛。多为阳虚外感。

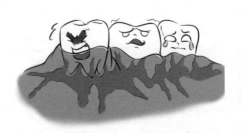

取穴 肾俞、太溪。

这两个穴位皆是以补肾气为主。实际操作时，也可参考头部的穴位联合应用。

一个治疗头痛的故事

有一次，刚刚学习经络穴位知识的我患了感冒，耳朵里面的骨头疼，太阳穴也胀痛得厉害。于是我就把头部和手臂上的穴位揉了个遍。但是揉完以后，头痛最多止住半小时，旋而又痛，如此反复几次。自己心想，腿上、脚上的穴位还没有揉呢，不知道效果如何。

于是，抱着试试看的态度，找准足临泣穴点揉。谁知，刚刚一碰左脚上的足临泣穴，感觉特别的疼，然而右侧的足临泣穴却不怎么疼。当我忍痛揉了一会儿左脚上的足临泣穴，就感觉自己的头痛渐渐消失，前后也就几分钟的时间头痛就止住了。

以后我就经常用足临泣治疗偏头痛，效果如神，并在应用的过程中发现了足临泣、太冲（内伤偏头痛）"男左女右"的规律。一般男性左脚的足临泣、太冲对疼痛十分敏感，而女性则是右脚的足临泣、太冲对疼痛十分敏感。找准这个疼痛敏感点轻轻点揉，往往止头痛于顷刻。

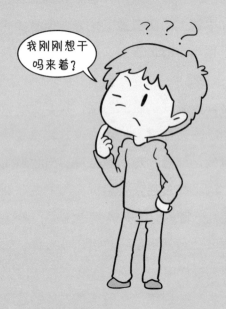

第八课　记忆力减退

　　也许您发现最近忘性越来越大了，这是什么原因呢？大多数人可能会说，这是岁数大了，记忆力变差了。殊不知这有可能是糖尿病并发症之一——认知功能障碍的征兆。所以，如果糖友们一旦有记忆力减退症状的频繁出现，就需要提高警惕了。

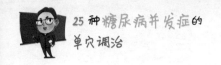

稳定血糖能防治记忆障碍吗

研究发现，记忆力减退是糖尿病引起的各种脑病的一个共同症状，而且常常先于躯体症状出现。如在糖尿病性脑血管疾病形成的早期，记忆东西就可能会感到力不从心。我们的大脑对血糖的要求很高，血糖的过低或过高都对大脑损伤较大。所以，保持血糖的稳定是防治记忆障碍的先决条件。

《黄帝内经》载"脑为髓海"，李时珍称"脑为元神之府"，清代王清任认为人的灵机在脑。所以，记忆力的强弱取决于脑。脑部气血充足，经络畅通是保证记忆力良好的物质基础。

啊，记不住啊

有些朋友也许会通过多吃一些补品来改善大脑功能，但对糖尿病患者来说，吃补品要慎重，因为不适当的进补可能会引起血糖升高。

● 四神聪

记忆减退，诸事难明，不论虚实，揉取神聪。

四神聪在**头顶正中，百会穴前、后、左、右各旁开 1 寸处**，因共有四穴，故名四神聪。

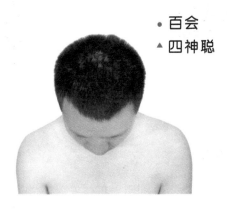

- 百会
▲ 四神聪

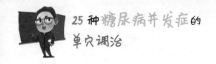
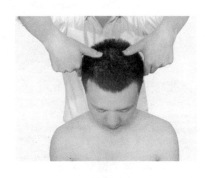
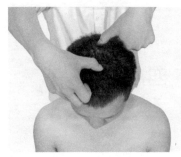

点压四神聪

拇指指端或指腹分别用力点压四神聪左、右两穴，然后再点压前、后两穴，以局部产生酸胀疼痛感为宜。

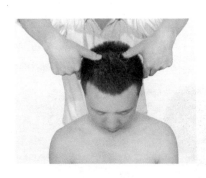
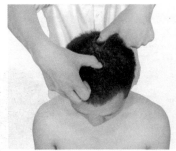

按揉四神聪

拇指或中指指腹分别用力按揉左、右的四神聪穴，然后再按揉前、后两穴，以局部产生酸胀疼痛感为宜。

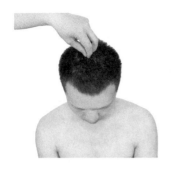

敲击四神聪

拇指、示指、中指三指轻轻捏在一起，轻轻用力逐个敲击四神聪的左、右、前、后四穴。

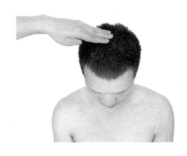

拍击四神聪

示指、中指、无名指和小指四指并拢微屈，在头顶以四神聪 4 个穴点画的圆形范围拍击。

按摩四神聪穴的每个操作时间约为 5 分钟，总时间约为 20 分钟。每天早晚各一次，多多益善。

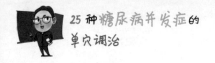
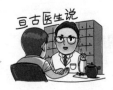
亘古医生说

四神聪原名神聪穴，可以通督（脉）养脑，有镇静安神、醒脑开窍的功效，经常用于治疗健忘、头目不清、大脑发育不全等。现代研究发现，针刺四神聪穴，可以改善脑部血液循环，改善脑组织代谢，调节脑神经细胞的电生理活性，从而提高记忆力。

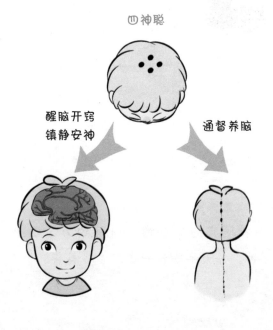

四神聪

醒脑开窍
镇静安神

通督养脑

◉ 太 阳

记忆减退，脑络失养，疏经通络，堪取太阳。

太阳是经外奇穴，在**颞部，当眉梢与目外眦之间，向后约一横指的凹陷处。**

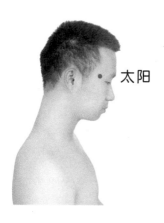

太阳

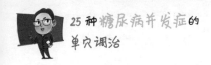
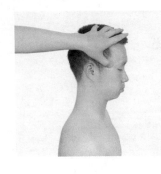

点按太阳

拇指指端或指腹用力点按两太阳穴，以太阳穴产生酸胀感为宜。

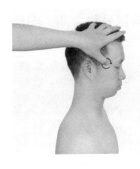

按揉太阳

拇指指腹沿顺时针或逆时针方向按揉太阳穴，以太阳穴产生酸胀感为宜。

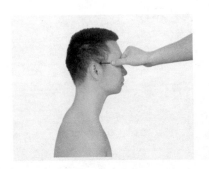

推太阳

拇指指端或偏锋着力，从太阳穴用力推向耳部，以太阳穴产生酸胀感为宜。约100次。

大鱼际揉太阳

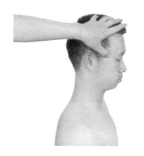

两手大鱼际在整个太阳穴及其周围沿顺时针或逆时针方向轻揉。以太阳穴产生酸胀感为宜。

挤太阳

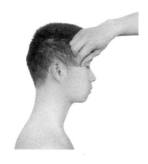

拇指、示指相对捏住太阳穴处的皮肤，并挤压穴区，使局部皮肤产生疼痛感为宜。

按摩太阳穴的每个操作时间约为 5 分钟，总时间约为 25 分钟。每天早晚各一次。

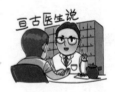

亘古医生说

　　"头者，精明之府也，十二经经脉，三百六十五络，其气血皆上注于头而走空窍。"这是说大脑和机体其他部位的功能是有联系的。所以，我们在注重头部保健的同时，还特别要注意肾和心的养护。

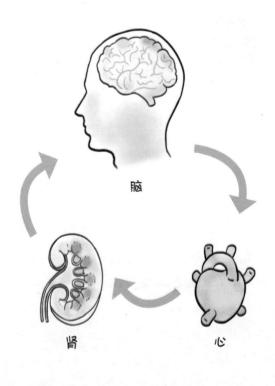

脑

肾　　　　心

养脑 5 小招（一）——养脑

养脑要保养肾气，可用**两手掌贴在自己的背腰部，然后以肾俞穴为中心快速、用力上下往复擦 5 分钟，使热量透过皮肤，直达肾俞，以补肾气**。最好每天擦肾俞半小时。擦完以后，整个腰背部有温热感，效果好时，甚至连肚子也热了起来，十分舒服。

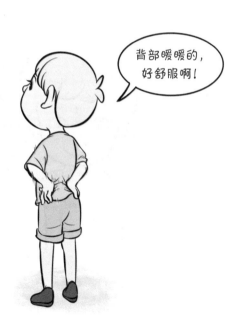

背部暖暖的，好舒服啊！

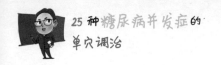

养脑5小招（二）——养心

养心就是要静心宁神，心情平和有助于大脑细胞的修复。心神通于脑，如果心情急躁，火气攻心，就会扰乱神明，记忆力、分析判断力都容易受影响。通过**拍按两乳连线中点的膻中穴，使局部皮肤发热，是养心理气的好办法。**

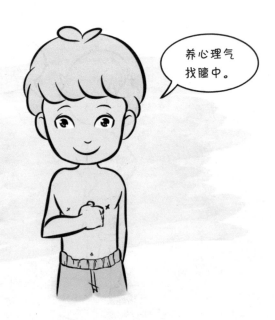

养心理气
找膻中。

养脑5小招（三）——熨面

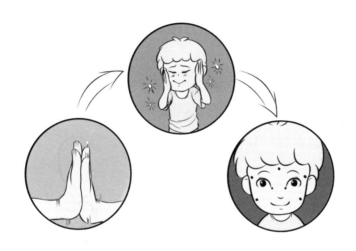

　　两手对搓发热后，放于面部两侧，然后用力揉搓整个面部，把面部搓得发红为止，大约需要5分钟。搓完以后再轻轻点揉面部的穴位，如**睛明、迎香、颊车、太阳、印堂等穴**。熨面既可以促进面部血液循环，舒缓面部肌肉，也可以疏通整个头部经络，有助于提神，并改善记忆力。

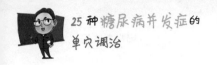
养脑 5 小招（四）——搓耳

五指向后，掌心对准耳道，然后两手掌同时用力向前后方搓耳朵 5 分钟。

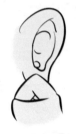

耳为肾之窍，这样来回地搓耳朵就可以通肾气。肾气一通，就可以补养肾气，从而达到聪耳健脑的目的。

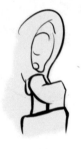

搓耳以后，还可以**揉搓耳垂 5 分钟，再向下拽耳垂 50 下，上提耳尖 50 下。**

因为耳垂在全息理论中对应着人体的大脑，常常揉搓可以健脑益智。小小耳垂，解决大问题，不可以不重视。

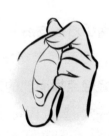

养脑 5 小招（五）——梳头

头部有很多经脉经过，穴位也有很多。常常梳头不仅可以刺激人体的经络和穴位（如四神聪、百会、印堂等穴），促进头部经络的气血运行，而且能够改善头部血液循环，使血液代谢加快，起到提神醒脑的作用。

方法 用梳齿贴紧一侧头皮，从前向后缓慢用力梳头，**逐渐梳到头顶时，再梳另一侧。**每天可以梳头 10 分钟。

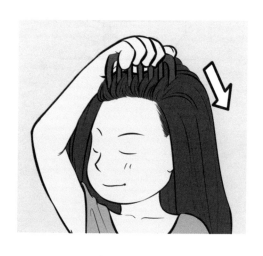

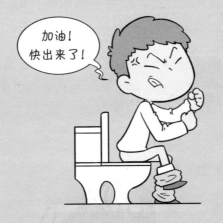

第九课 便 秘

　　正常大便一般一天一次，便秘则是每
2～3天或更长时间排便一次，并且无规
律。大多数患者便质干硬，也有便质不干，
但是排出不畅者。排便是一个浊气下降的
过程，如果便秘，那么浊气就无法下降，
气不下降，就会上升，浊气上升就可能出
现口臭、口苦，心烦意乱，急躁易怒等症状。
此外，便秘还会引起痔疮、肛裂、胀气、失眠，
甚至肠癌等疾病。

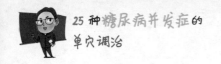
糖尿病引起便秘的原因及防治

在糖尿病引起的胃肠自主神经功能紊乱的患者中，便秘是一个很常见的现象，据统计，糖尿病患者中便秘的发生率为 15％～52％，且以老年人居多。

中医认为**糖尿病并发的便秘多属于气津两亏，肠燥，气机不畅，病在大肠**。大便通畅全赖大肠传导功能正常，而大肠传导正常则与气机通畅、大肠津液充足有关。

三焦一为元气的通路，主一身之气，二为水液运行的通道，体内的水谷精微、气血津液均有赖于三焦之气而输布于全身。三焦功能正常，则能够正常输布水液，使水液下行于大肠，大肠中的津液充足，自无便秘之患。

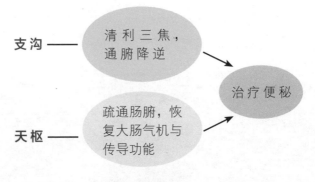

六腑以降为顺

◉支　沟

三焦不输，取之支沟，增液益气，便秘易通。

支沟在**前臂背侧，阳池与肘尖连线上，腕背横纹上3寸，桡骨与尺骨之间。**

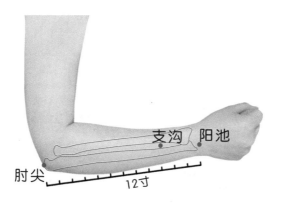

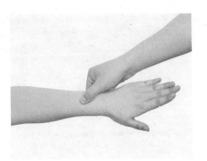

点按支沟

拇指指端用力点按支沟穴，以局部产生酸胀疼痛感为宜。

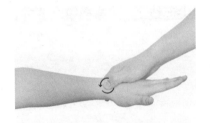

按揉支沟

拇指指腹用力沿顺时针或逆时针方向按揉支沟穴，以局部产生酸胀疼痛感为宜。

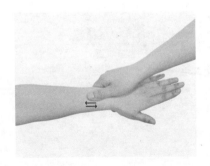

推揉支沟

拇指指腹着力，顺着手臂方向上下推揉支沟穴，以局部产生酸胀疼痛感为宜。约100次。

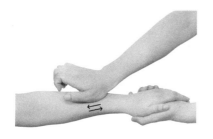

擦支沟

术者一手托住患者手腕，另一手大鱼际着力，用擦法快速擦患者支沟穴，以局部皮肤发红或透热为度。

按摩支沟穴的每个操作时间约为 5 分钟，总时间约为 20 分钟。每天清晨起床时做效果更佳。

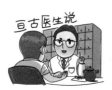

亘古医生说

《玉龙歌》曰："大便秘结不能通，照海分明在足中，更把支沟来泻动，方知妙穴有神功。"

对糖尿病并发便秘的患者来说，坚持按摩天枢、支沟这两个穴位，会收到意外的效果。随着便秘的改善，血糖也会有所改善。

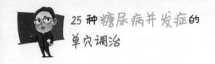
◉天 枢

 气机传导，依赖肠腑，肠募天枢，通便不难。

天枢在**腹部，脐中旁开 2 寸。**

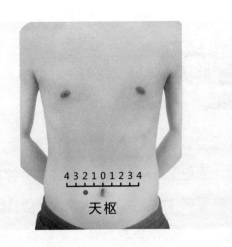

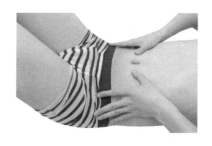

按压天枢

采取仰卧位，屈膝屈髋。左、右两拇指分别按压两侧天枢穴，力度以局部产生轻度压迫感为宜。

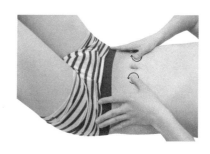

按揉天枢

采取仰卧位，屈膝屈髋。左、右两拇指分别按压在两侧天枢穴，同时手指轻轻揉动，以加强刺激。

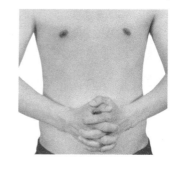

按揉腹部

采取仰卧位，双手手指交叉，掌根置于天枢穴处，上下、左右揉按。

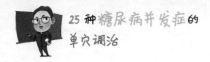

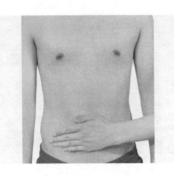

颤 腹

患者仰卧位，屈膝屈髋。术者手掌置于患者腹部，劳宫穴对准患者肚脐，用颤法上下颤动患者腹部。

按摩天枢穴的每个操作时间约为 5 分钟，总时间约为 20 分钟。每天早晚各一次，多多益善。

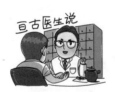

亘古医生说

便秘的情形多种多样，有时候甚至很顽固。除了上述方法，还可以将补足津液、增强胃肠蠕动、外力揉腹、改变便质结构、精神放松等方法配合起来运用，相信大多数便秘症状都可以得到缓解。

补足津液治便秘

中医认为，**大便如同舟船，而大肠里的津液犹如水。水多了可以行舟，肠道津液多了，就可使大便顺畅排泄。**所以肠道津液足够多是大便排泄顺畅的关键一环。糖尿病患者多是阴津亏损，燥热偏胜，大肠的津液受损，肠道失润，遂出现大便干结，排便困难，进而导致便秘。大家想想，便秘时艰难排出的大便，哪个粪便不是又干又硬的？这就是缺乏津液的表现。

治疗便秘首先要补充津液，我们可以采取一些小方法，比如喝水。当然，也要讲究喝水的时间和方式，最好**在晨起或临睡前喝 300 毫升左右的白开水或淡盐水。**晚上临睡前，可以在床头放好水，次日清晨醒来后身体不用动就能够喝水。喝水之后可以再在床上静静地躺十几分钟。很多时候，在我们躺的过程中就想去解大便。

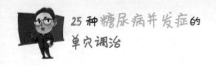
增强胃肠蠕动治便秘

治疗便秘还要**让肠道自身有力量，增强胃肠的蠕动。**
体育运动是个不错的选择。体育运动可以起到增加腹压，
促进胃肠蠕动的作用，加快排便过程，从而使便秘得到
缓解。患者可以选择适合自己的体育运动，例如每天慢
跑半小时，或睡觉前做 30 ～ 100 个仰卧起坐，或练瑜伽。

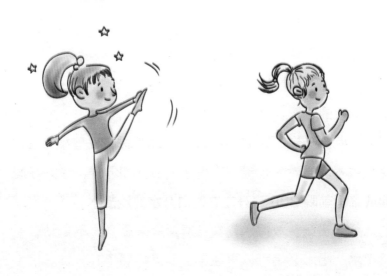

外力揉腹治便秘

糖尿病患者由于血糖长期失控，消化道自主神经发送的神经冲动与信号减弱或消失，使肠道平滑肌蠕动减慢或不规律，从而使大便排出困难，久而久之形成便秘。

其实，通过用力摩腹就可以改善便秘。大家都知道，大肠、小肠是以顺时针方向蠕动的，**通过沿顺时针方向用力揉腹，使力量透过脂肪、肌肉层到达肠道**，相当于给肠道增加了一个外力，帮助胃肠蠕动，胃肠蠕动增加了，便秘的情况自然也就得到了改善。

揉腹的要点有哪些？

- 仰卧在床上，两腿屈曲 90°。
- 腹部放松，两手叠放于腹部。
- 呈顺时针方向用力揉腹。
- 每天揉腹 30 分钟至 2 小时，或以腹部有肠鸣音，产生便意为度。
- 坚持长期摩腹。

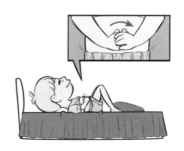

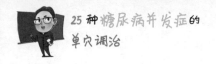
改变饮食结构治便秘

　　治疗便秘还要改变饮食结构，从而改变便质结构。便秘的发生许多都是由于肉食过多，植物纤维摄入过少引起的。植物纤维是可以促进胃肠蠕动的，所以我们的饮食要向以植物纤维为主的结构转变。日常生活中要注意少吃肉食，以五谷杂粮、蔬菜为主，并且饮食要规律。

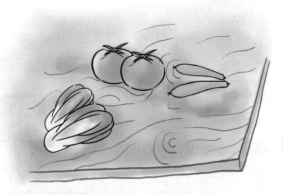

植物纤维可以促进胃肠蠕动，
改善便质结构

放松精神治便秘

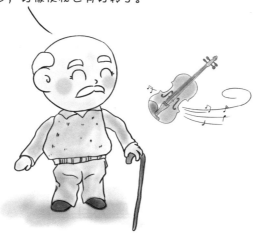

听着舒缓的音乐，精神放松了很多，好像便秘也有好转了。

即使有了便秘症状，也不要紧张。首先，要从心里认为通过治疗一定可以使大便通畅。其次，还要将自己的精神和思想放松。要知道，工作和生活的紧张状态，可以使胃肠蠕动变得缓慢。所以回家以后可以听听节奏舒缓的音乐，放松身心，但是像摇滚之类的音乐就不太适宜了。

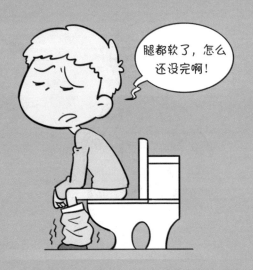

第十课　腹　泻

正常人排便一般每日一次，便质适中。腹泻则是一日排便至少2～3次，甚至一日十余次，腹泻之后多半全身无力。腹泻太过可致脱水、营养不良，表现为皮肤干燥、眼球内陷、皮肤皱褶等。糖尿病性腹泻病因虽然复杂，但其基本病机为脾胃受损，湿困脾土，肠道功能失司而发生腹泻。所以，治疗这类腹泻以健脾化湿和调理大肠为根本原则。

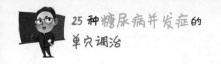
导致腹泻发生的原因有哪些

脾主运化全身水液，就是指脾气具有吸收、转输水谷精微，防止水液在体内停聚，调节水液代谢的功能。脾的这一功能正常，能防止水液在体内停滞。一旦脾失运化，水液停滞，就可导致水肿、腹泻等多种疾病。

脾又主升清，即脾将水谷精微物质上输于心、肺，通过心、肺的作用化生气血，营养全身。所以若脾失升清，水谷精微不能上升，布散全身，反而下行而致腹胀、腹泻。故《素问·阴阳应象大论》说"清气在下，则生飧泄"。所以，如果治疗腹泻不治脾，则非其治也，故选择健脾化湿的太白、公孙等穴位进行治疗。

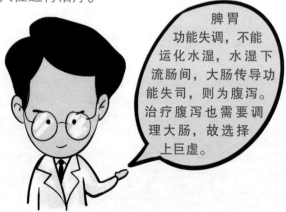

脾胃功能失调，不能运化水湿，水湿下流肠间，大肠传导功能失司，则为腹泻。治疗腹泻也需要调理大肠，故选择上巨虚。

◎ 上巨虚

肠道失司，腹泻难安，大肠募穴，巨虚上廉。

上巨虚在**小腿前外侧，当犊鼻下6寸，距离胫骨前缘一横指（中指）。**

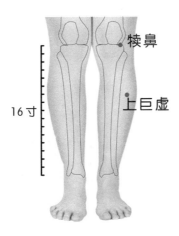

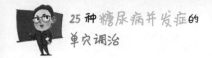

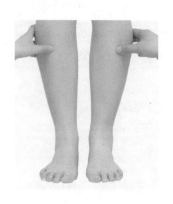

点按上巨虚

两手拇指指端用力点按两侧上巨虚穴，使局部产生酸胀疼痛感，且以痛感传导至踝关节处为宜。

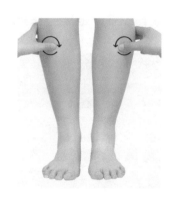

点揉上巨虚

两手拇指指端点压上巨虚穴后再用力揉动，使局部产生较强烈的酸胀疼痛感。

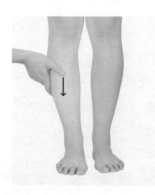

推按上巨虚

两手拇指指腹先按住上巨虚穴，再沿胫骨方向从上向下推。约100次。

　　按摩上巨虚穴的每个操作时间约为 5 分钟，总时间约为 15 分钟。每天早晚各一次，多多益善。

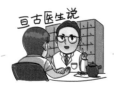

　　上巨虚穴是足阳明经的穴位，大肠的下合穴，具有调理肠胃、行气化湿的作用，主治痢疾、泄泻、肠鸣等。《内经》言："合治内腑"，上巨虚能直通大肠，所以取上巨虚则可以直接调节大肠。通过点揉上巨虚，能很好地调节大肠，恢复大肠的传导功能。大肠功能正常，腹泻自然可止。

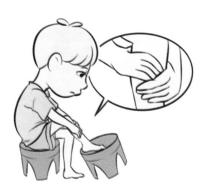

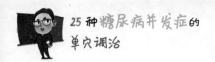
◉ 太 白

腹泻频多，脾虚夹湿，健运固中，原穴太白。

太白位于足内侧缘，当足大趾第一跖趾关节后下方赤白肉际凹陷处。

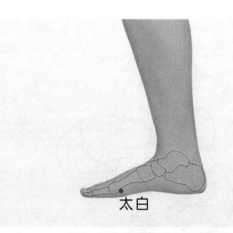

太白

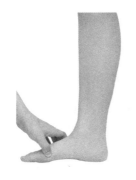

点按太白

两手拇指指端用力点按两侧太白穴，使局部产生酸胀疼痛感，且以痛感传导至踝关节第一跖趾关节处为宜。

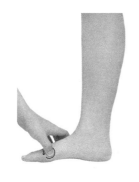

点揉太白

两手拇指指端点压太白穴后再用力揉动，使局部产生较强烈的酸胀疼痛感。

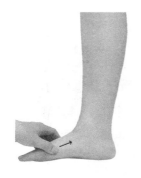

推按太白

两手拇指指腹先按住太白穴，再沿足弓方向向前或向后推。约 100 次。

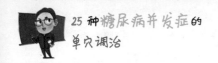

按摩太白穴的每个操作时间约为 5 分钟，总时间约为 15 分钟。每天早晚各一次，多多益善。

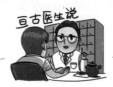

太白穴是足太阴脾经的输穴和原穴，具有健脾和胃，益气化湿的作用，主治肠鸣、泄泻、痢疾等病症。正如《景岳全书·泄泻》所言："泄泻之本，无不由脾胃"。戴复庵亦云："泻水腹不痛者，湿也。"选择太白穴则可直接调理脾脏，促进中州运化，益气化湿。脾胃得健，则水湿得化，自无腹泻之患。

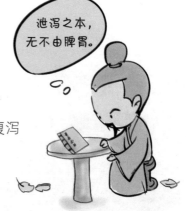

泄泻之本，
无不由脾胃。

◎公　孙

脾络公孙，八脉交会，健脾和胃，化湿止泻。

公孙在**足内侧缘，当第一跖骨基底前下方。**

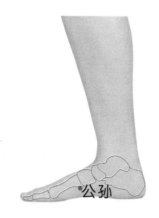

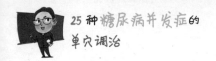

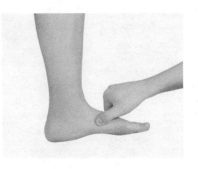

点按公孙

　　两手拇指指端用力点按两侧公孙穴，使局部产生酸胀疼痛感，且以痛感传导至踝关节第一跖趾关节处为宜。

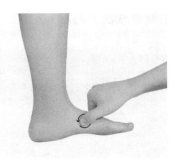

点揉公孙

　　两手拇指指端点压公孙穴后再用力揉动，使局部产生较强烈的酸胀疼痛感。

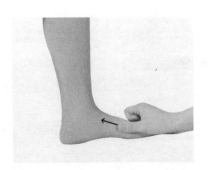

推按公孙

　　两手拇指指腹先按住公孙穴，再沿足弓方向向前或向后推。约100次。

　　按摩公孙穴的每个操作时间约为 5 分钟，总时间约为 15 分钟。每天早晚各一次，多多益善。

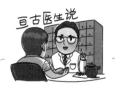
亘古医生说

　　公孙穴是足太阴脾经的络穴，又是八脉交会穴之一，具有健脾和胃，理气平逆，化湿止泻的功效，主治呕吐、泄泻、痢疾等。应对腹泻，还可以配合摩腹、艾灸、拔罐等小招法。

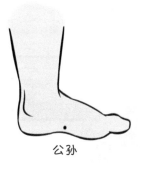
公孙

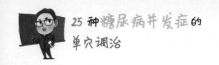

治疗腹泻小招法之逆时针摩腹

　　大家知道，肠道是呈顺时针方向蠕动的，而腹泻的产生是因为肠道蠕动太过，所以我们要针对肠道的蠕动太过，反其道而行之。**以逆时针方向摩腹，就可以减缓胃肠蠕动而治疗腹泻。**此外，摩法本身有很好的温通作用，可以补益人体正气，气血足了腹泻自然也就缓解了。

　　大家要注意，**摩揉腹部的时候力度不要太重，最多可使力度透过脂肪层到达腹部的肌肉层即可。**如果用力轻，仅仅带动皮肤就是摩法。如果手法再重到达肠道就是泻法了，有可能达不到止泻的效果。摩腹时要注意逆时针摩腹针对的是虚证腹泻，如果是实证，还是要顺时针摩腹。

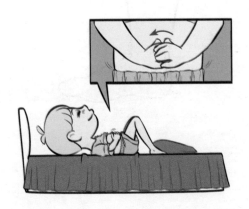

治疗腹泻小招法之艾灸

用五倍子粉艾灸法治疗腹泻是非常好的方法，无论成人还是幼儿，疗效确切，迅速。我曾经用此方法治疗一例一日腹泻十几次的患儿，艾灸一次即愈。

物品 五倍子 50 克，艾条 2 根，醋少许。

方法 先把五倍子放在瓦片（或铁片，或锅里）上，在炉子上加热，焙黄，然后研成细末。用时取少量五倍子粉用温醋调成糊，填在肚脐上。接着把艾条点燃后，灸肚脐半小时以上，最长一小时即可。

暖暖和和，肚子也不疼了。

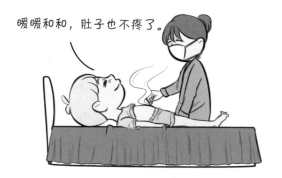

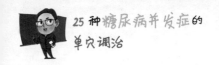
治疗腹泻小招法之拔罐

　　拔罐素来在民间流行，用拔罐治疗腹泻也是一种行之有效的方法。拔罐种类很多，应用也很普遍，大家可以根据自己的情况选择合适的拔罐类型。因为火罐具有温通的作用，所以这里建议最好还是应用火罐。

　　采用拔罐方法时，可以选择**脾经的阴陵泉至地机和胃经的足三里至丰隆这两条循行路线进行操作**。如选择胃经时，操作前应先在腧穴处涂适量润滑油，将罐拔于足三里，然后沿着胃经足三里至丰隆的循行路线上下推动火罐，至皮肤发红时为止。脾经所选腧穴操作方法同胃经。

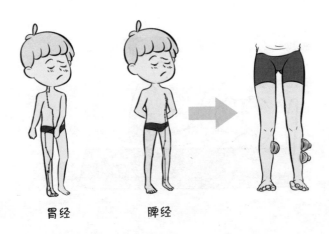

胃经　　　　脾经

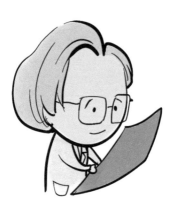

艾灸的效果还是不错的……

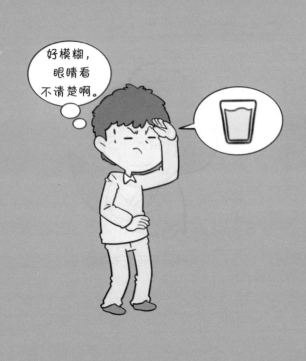

第十一课　视物模糊

　　糖尿病患者一旦出现视物模糊，常常意味着白内障、视网膜病变、青光眼、视神经病变及眼肌麻痹这些并发症的发生。其中，视网膜病变严重影响了人的视力，如果防治不当，还可引起失明。因此，我们要找到应对它的办法，积极地预防它的发生。

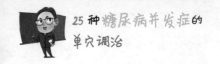

积极预防糖尿病性眼病

　　有时候想想，糖尿病实在是太复杂了，各种并发症令人防不胜防。虽然医生在耳边不时给大家提醒，让大家提高警惕，防止这种、那种并发症，但是所谓的这种、那种并发症还是不可避免地发生了。例如视物模糊就是糖尿病并发各种眼病的一个共同症状，因为，**糖尿病出现视物模糊常常意味着白内障、视网膜病变、青光眼、视神经病变及眼肌麻痹这些并发症的发生**。在各种糖尿病性眼病当中，视网膜病变严重影响了人的视力，影响了人从外界获得信息。并且随着我国糖尿病患者日渐增多，糖尿病视网膜病变也日渐成为影响糖尿病患者生存质量的重要因素，如果防治不当，还可以引起失明。因此，我们就要找到对付它的办法，积极地去预防它的发生。

视网膜

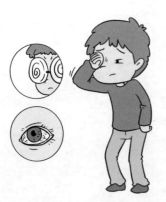

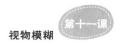

视物模糊的病因及治疗

　　视物模糊按照经络理论是因为眼部经络不通，气血阻滞导致的。和眼睛相联系的经脉是肝经、胆经和膀胱经。**因为肝开窍于目，胆经和膀胱经在眼睛旁经过**。我们**要疏通眼睛周围经络，使气血通畅**，那么这三条经脉上的穴位是最合适的选择。由于肝经在头部没有自己的穴位，所以我们在胆经和膀胱经上各自选取一个特殊的穴位，就是睛明和光明。

　　孙思邈曾说："凡诸孔穴，名不徒设，皆有深意"，说明穴位的命名一般都不是随便起的，大多与其功能或部位有着密切的联系。光明和睛明的命名同样如此。《孔穴命名的浅说》曰："睛明、光明，因主治眼病，能使患眼复明，故名。"

　　睛明是治疗一切眼病的最佳穴位，由于针刺存在一定的危险，所以我们可以用推拿按摩的方法替代，这样就不用担心危险了。

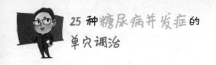
◉ 睛 明

视物模糊，日渐加重，气血阻络，近取睛明。

睛明在**面部，目内眦角稍内上方凹陷处。**

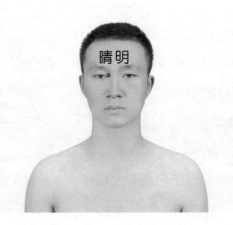

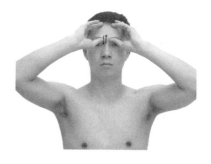

推按睛明

双手拇指指腹置于睛明穴上，其他四指轻扶额头，拇指用力上下往复小幅度推按，以局部产生酸胀感为宜。

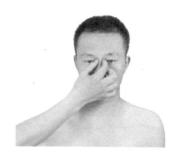

点揉睛明

拇指与示指指端分别放于两个睛明穴上，稍稍用力点揉睛明，以局部产生酸胀感为宜。

　　按摩睛明穴的每个操作时间约为 8 分钟，总时间约为 16 分钟。每天早晚各一次，多多益善。

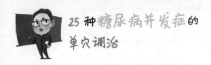

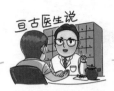

睛明穴是足太阳膀胱经的起始穴位，为手太阳经、足太阳经、足阳明经、阴跷脉及阳跷脉五脉交会穴，具有**明目开窍、疏风清热、通调眼部经络的作用**，现代临床常用来治疗近视、目视不明、目赤肿痛、迎风流泪、夜盲、色盲、目翳等各类眼病。

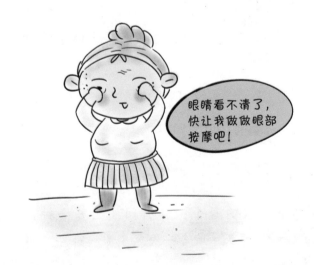

◉ 光　明

视物不清，经络不通，养血调肝，勿忘光明。

光明在**小腿外侧，当外踝尖上 5 寸，腓骨前缘。**

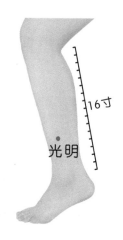

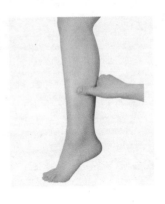

点按光明

　　两手拇指指端用力点按两侧光明穴，使局部产生酸胀疼痛感，且可以传导至足外踝处。

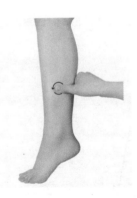

点揉光明

　　两手拇指指端点压光明穴后再用力揉动，使局部产生较强烈的酸胀疼痛感。

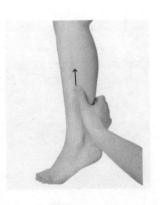

推按光明

　　两手拇指指腹先按住光明穴，再沿腓骨方向向上或向下推。约100次。

按摩光明穴的每个操作时间约为 5 分钟，总时间约为 15 分钟。每天早晚各一次，多多益善。

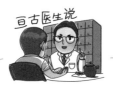

光明穴首见于《灵枢·经脉》所载"足少阳之别，名曰光明，去踝五寸，别走厥阴"，是足少阳胆经的络穴，可交通肝胆，宣畅气血以治其标，养血柔肝以治其本，具有调肝明目、疏通经络的作用。

糖尿病后期出现视物模糊多是虚实夹杂证。虚是肝肾亏虚，实是气滞血瘀，经络不通。我们可以用补肝养肾，疏经通络，活血化瘀，清利头目的方法来缓解症状。

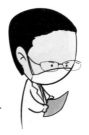
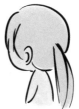

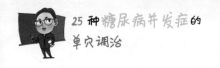

补肝养肾法治疗视物模糊

	子午觉	揉太冲	擦肾俞
补肝养肾	睡子午觉，早睡早起	两手拇指指端或指腹紧贴两侧太冲穴，沿顺时针或逆时针方向揉，以局部产生酸胀酸痛感为宜	两手掌贴在自己的腰背部，以肾俞穴为中心快速用力上下往复擦5分钟，使热量透过皮肤为宜
	子时为补肝、养肝最佳时段	按摩10分钟左右	"肝肾同源"，通过补肾来补肝

疏通经络法治疗视物模糊

	第一步	第二步	第三步
疏通经络	点穴位	扫散法	抓拿法
	用手指点揉眼周穴位，如拇指、示指掐睛明，拇指点揉太阳、印堂、丝竹空、瞳子髎、光明等穴位	手自然放松，五指屈曲，用手腕来回摆动的力量带动五指扫散头部两侧	五指屈曲，自然分开，用五指指尖抓拿整个头部
	每个穴位操作时间约 1 分钟	操作时间约 5 分钟	操作时间约 5 分钟
	疏通眼周围经络，调节气血	疏通少阳经经脉	疏通督脉、膀胱经经脉

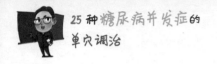

活血化瘀法治疗视物模糊

活血化瘀法治疗视物模糊可选择合谷、昆仑、曲池、太溪等穴，其中**合谷、昆仑和曲池都是活血化瘀效果比较好的穴位，太溪可以补肾**。中医的穴位有自己的特点，在人体上部的穴位可以调理上部的气血，治疗上部的疾病，所以用合谷和曲池对眼部的瘀血进行活血化瘀。

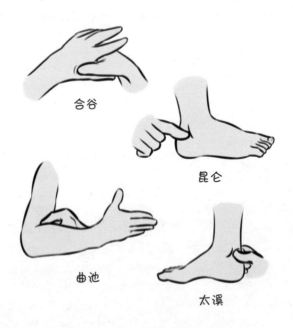

合谷

昆仑

曲池

太溪

清利头目法治疗视物模糊

	第一步	第二步	第三步	第四步
清利头目法	刮眼眶	扫散法	热熨眼	点风池
	用中指指腹着力放在眼眶上，沿着两眼眼眶呈"8"字形推摩10圈	头后仰，眼睛尽力往上看，头部按顺时针方向缓慢转动，眼睛跟随头部以最大的角度看向身体外侧，转动5周，然后再按逆时针方向转动5周	两手搓热，将发热的双掌轻轻放于两眼上热熨。反复10次	微闭双眼，大拇指用力向眼睛的方向按压风池穴5分钟

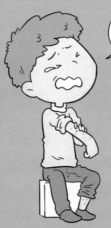

第十二课　皮肤瘙痒

　　一位患者患有瘙痒症数年，多方治疗但效果均不甚明显。当我了解她的病史后，询问她的血糖值，她说每年体检血糖都正常。但是我还是让她做个糖耐量试验，结果她的餐后 2 小时血糖超出正常值许多。这就提醒我们：糖代谢紊乱常常是导致所谓不明原因瘙痒的罪魁祸首。皮肤瘙痒既是糖尿病的一个并发症，也可能是糖尿病早期的一个信号，早于其他糖尿病症状出现。

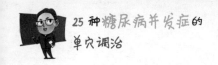

"无风不作痒" "治风先治血"
的中医机理

　　有几句名言，概括了中医对瘙痒的认识，即"无风不作痒""无瘀不作痒""痒之为患，湿热之故"。糖尿病性皮肤瘙痒也不例外，与风、血瘀、湿热有关，其中又以"风邪"为主。

　　那么，如何祛除"风邪"？中医有句名言是"治风先治血，血行风自灭"。人体由血而导致风的病变有血虚生风、血瘀生风、血热生风。所以若要祛风止痒，需先养血、活血、凉血。

　　在五脏中，脾是气血生化之源，若要养血则需要调补脾气。脾气旺盛，气血化源充足，才能更好地濡养皮肤。同时，脾主统血，又可以运化水湿，所以活血、祛湿也依赖于脾功能的健旺。在**健脾止痒方面，血海穴是一个要穴**。此外，瘙痒还常常和热联系在一起，具有**清热凉血、活血祛风邪作用的另一个要穴是曲池穴**。

好痒啊！

◎血 海

皮肤瘙痒，血脉失濡，和血祛风，最宜血海。

血海位于**大腿内侧，髌底内侧端上 2 寸。**

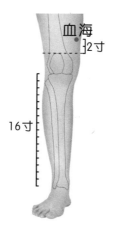

血海

2寸

16寸

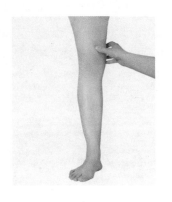

点按血海

两手拇指指端用力点按两侧血海穴，使局部产生酸胀疼痛感，且痛感可向髋关节传导为宜。

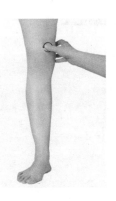

点揉血海

两手拇指指端点压血海穴，再用力揉动，使局部产生较强烈的酸胀疼痛感。

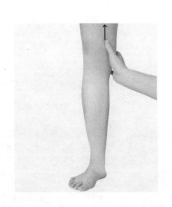

推按血海

两手拇指指腹先按住血海穴，再沿大腿向上推。约100次。

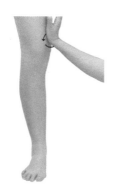

掌揉血海

用掌根按压血海穴后再用力揉动，使局部产生较强烈的酸胀疼痛感。

按摩血海穴的每个操作时间约为 5 分钟，总时间约为 20 分钟。每天可做 2 次。

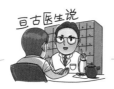

亘古医生说

血海穴是足太阴脾经的穴位，具有调理气血、和血祛风、清热除湿等作用，主治瘾疹、瘙痒、皮肤湿疹等病症。《医学入门》对血海穴有这样的评价："善治一切血疾及诸疮"。

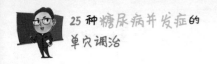
◉ 曲 池

肺合皮毛，清热凉血，祛风止痒，宜泻曲池。

曲池在**肘横纹外侧端，屈肘，当尺泽与肱骨外上髁连线中点。**

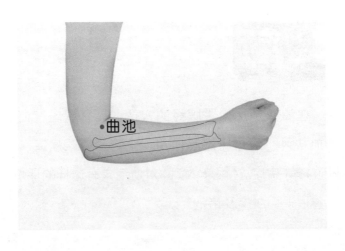

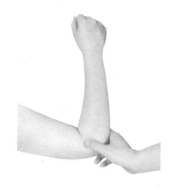

点按曲池

　　两手大拇指指端用力点按两侧曲池穴，以局部产生酸胀疼痛感为宜。

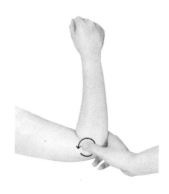

点揉曲池

　　两手大拇指指端点压曲池穴后再用力揉，以局部产生酸胀疼痛感为宜。

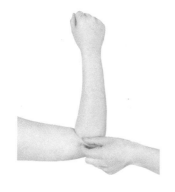

挤曲池

　　两手拇指、示指捏住曲池穴皮肤，然后用力挤压，使局部皮肤颜色发红，并有瘀点为宜。

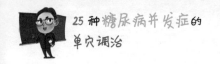

按摩曲池穴的每个操作时间约为 5 分钟，总时间约为 15 分钟。每天早晚各一次，多多益善。

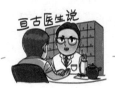
亘古医生说

曲池穴是手阳明大肠经的合穴，具有疏风解表、凉血活血、清利湿热的作用，主治瘙痒、瘾疹、丹毒、疮疥等多种皮肤病症。孙思邈曾用灸曲池治疗瘙痒等症，如《千金要方》载："举体痛痒如虫啮，痒而搔之，皮便脱落作疮，灸曲池二穴，随年壮。发即灸之，神良。"

此外，如果有条件，可以点刺曲池穴。方法是：将三棱针及曲池穴部位消毒，用一手拇指、示指提捏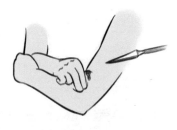起曲池穴，快速用三棱针点刺，并挤出数滴血，然后用消毒干棉签压迫出血点几分钟即可。

耳背青筋放血治疗皮肤瘙痒

耳背青筋放血的操作方法：

·用酒精棉球对耳背消毒。

·用三棱针或普通的 5 毫升注射器针头，朝耳背中部颜色发青的青筋（耳背静脉，俗称青筋）点刺。

·挤出血，直到血的颜色变为正常为止。

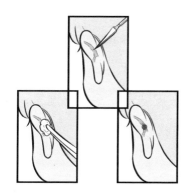

操作注意事项：

·操作时要严格消毒。

·放血次数一般为 1 周 2 次，严重者可每周 4 次。

·两个耳朵交替放血。

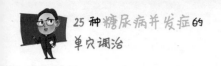

耳背青筋放血有依据吗

为什么选择耳背青筋放血治疗皮肤瘙痒呢？从全息论来看，人的耳朵就好像是一个倒置的胎儿，头下臀上。头部五官对应耳垂及其附近部位，臀部对应耳朵上部。现在比较流行的压耳穴来治疗各种疾病，应用的主要是这个原理。耳背正好对应人体的外面，也就是皮肤。我们通过耳背放血就可以把蕴藏在皮肤里的瘀血、湿气，甚至是风邪等放出来，自然瘙痒也就有所缓解。

大家也有必要认识一下神奇的放血疗法。放血疗法治疗病症广泛，包括感冒发热、头晕头痛、四肢酸胀、腰腿疼痛等，效果奇佳，往往止病痛于顷刻。放血还可以祛除身体内的湿邪和热邪，比如感冒发热，在大椎等穴位放血，很快就可以控制热势。

放血疗法所用的工具也很简单，就是一根针而已。若是对放血感兴趣的朋友，可以参考专门的书籍。

肚脐闪罐治疗皮肤瘙痒

　　患者仰卧位，术者左手用止血钳夹住酒精棉球 1 个，右手拿罐，待助手将棉球点燃后，将棉球送入罐内，并在罐内快速绕 1 ～ 2 圈后退出来，右手迅速将罐扣在患者肚脐上。留罐 1 ～ 3 秒钟后，右手起罐。如此完成了一次闪罐的操作。然后循环这样的操作 5 ～ 15 分钟，直到皮肤发红为止。

注意事项

- 准备多个罐子轮流使用，以防罐体太热。
- 切勿将火烧到罐口上，以防造成皮肤烫伤。
- 一般 1 天操作 1 次，病症严重者，可改为 2 ～ 3 次。

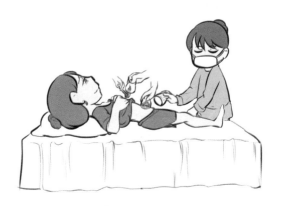

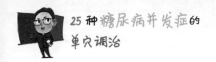

膀胱经刮痧治疗皮肤瘙痒

刮痧方法

- 用酒精棉球对刮痧板和背部的膀胱经消毒。
- 将刮痧油涂抹在膀胱经上。
- 用刮痧板从上向下沿膀胱经刮，直到皮肤发红出血（紫色出血点）为止。
- 重点穴位大椎、大杼、神堂、魄户、膏肓等。

刮痧注意事项

- 按由上而下，由内向外的顺序刮，不可逆向，以防引病邪入里。
- 刮痧面尽量大。
- 力度适中，均匀柔和，持久有力。
- 待痧去后再刮。
- 3～5次为1个疗程。

如果我们在刮痧的过程中，**后背产生酸、麻、胀、重、沉等感觉，且这种感觉呈放射性、扩散状，这便是得气的感觉**，有了这种感觉，刮痧的效果会更好。如果在刮痧的过程中出现了疼痛异常、发热、汗出不止、烦躁不安、脉数等情况，宜先停止刮痧，让患者平躺休息，喝盐开水，轻揉**急救穴位，如人中、内关、十宣**等穴。

耳穴压丸治疗皮肤瘙痒

　　在我们每次治疗时，可以辅助地在耳穴的肺、大肠、脾、胃、肾上腺等穴位压丸。这样患者在回家后还可以对相应的耳穴进行按压，对耳穴进行长期刺激，巩固治疗效果。耳穴压丸相对专业，患者可以去医院的针灸科进行治疗。

回家后对耳穴进行按压，
可巩固治疗效果。

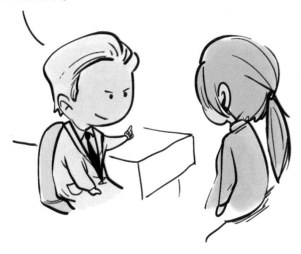

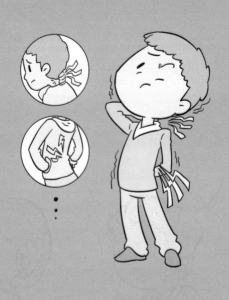

第十三课　腰酸、腰痛

　　腰是肾所在的部位，所以中医认为腰为肾之府，肾又主骨生髓，与脊柱的生理功能和病理改变密切相关。在人体腰部还分布着两条经脉，即位于脊柱中间的督脉和脊柱两侧的膀胱经。如果肾或经络出现问题，就有可能引起腰痛。

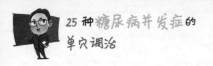
引起腰酸、腰痛的原因

　　糖尿病引起的腰酸、腰痛主要有两方面原因，**一是肾虚，二是督脉或膀胱经的经气不利，瘀阻不通。**肾虚和经气不利虽然一个属于虚证，一个属于实证，但是两者往往相关联。**肾气亏虚，容易导致经脉松弛，筋脉不坚固，气血瘀滞。**反过来，气血瘀滞也容易加剧肾的亏虚。所以，我们在治疗时要两者兼顾。有两个穴位可以承担这样的作用，即肾俞穴和后溪穴。

　　值得注意的是，持续的腰痛如果得不到缓解，就需要到医院去寻求医生的帮助，以免贻误病情。

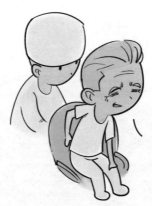

哎哟！我的腰快断了，大夫快给我看看吧！

◉ 肾　俞

腰酸腰痛，肾气不足，阴病治阳，自有肾俞。

肾俞在腰部，当第二腰椎棘突下，后正中线旁开1.5寸。

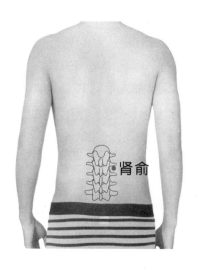

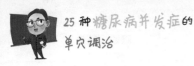

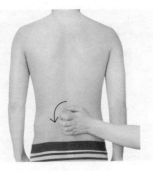

揉肾俞、腰区

手掌轻轻放在腰部，用揉法在脊柱两侧缓缓揉动，重点在疼痛点处揉动，以放松腰部的肌肉。

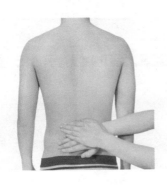

按肾俞、腰区

两手掌叠放在一起，逐渐用力向下按压腰部的肌肉，以患者能承受为度，持续 5 秒，然后再缓缓减轻力量。如此反复循环操作。

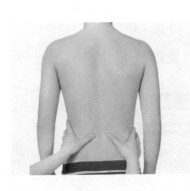

点揉肾俞、环跳、委中

拇指点揉肾俞穴使之产生酸胀感，再用肘尖点揉环跳穴产生酸胀感。接着让患者小腿屈曲，两拇指叠放在一起，点按委中穴 1 分钟，然后松开。

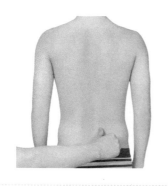

弹拨痛点

用拇指轻轻左右弹拨痛点肌肉十余次。

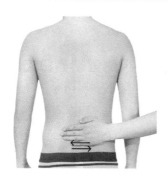

擦　腰

手掌放在腰部，用擦法快速地擦腰部，使整个腰部发热。擦腰时还可以涂布按摩乳，防止擦伤腰部皮肤。

按摩肾俞穴的每个操作时间约为 5 分钟，总时间约为 25 分钟。每天早晚各一次，多多益善。

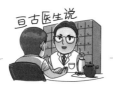

亘古医生说

肾俞穴是足太阳膀胱经的穴位，肾的背俞穴。糖尿病伴腰酸、腰痛的患者选肾俞穴可以滋补肾阴、温壮肾阳，使肾气充盛，腰部经脉得到濡养，自无腰酸、腰痛之患。

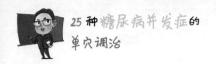
◉后 溪

肾气亏损，痛在腰脊，通督益阳，独取后溪。

后溪在**手内侧，第五掌指关节尺侧近端赤白肉际凹陷中**。

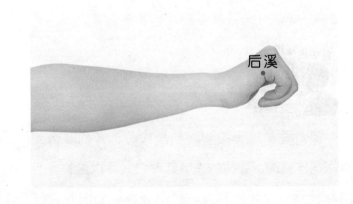

后溪

掐后溪

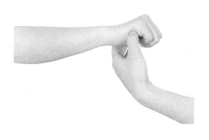

　　拇指指甲掐后溪穴，以后溪穴产生酸胀疼痛感为宜。

按揉后溪

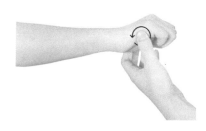

　　拇指指端着力，用按揉法在后溪穴处按揉，使力量渗透到肌肉里面，以后溪穴产生酸胀疼痛感为宜。

　　按摩后溪穴的每个操作时间约为 5 分钟，总时间约为 10 分钟。每天早晚各一次，多多益善。

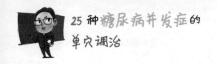
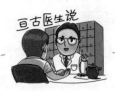

亘古医生说

后溪穴是八脉交会穴，通于督脉，督脉行于脊柱正中，所以，后溪是治疗督脉相关病症的重要穴位。另外，后溪是手太阳小肠经的输穴，手太阳小肠经与足太阳膀胱经是同名经，二者经气相通，所以，后溪穴又可以治疗足太阳膀胱经的病变。

除了揉按穴位的方法，在生活中还有一些小招数看似简单，但也很有帮助。

少穿高跟鞋	穿高跟鞋会使身体的重心偏移和偏高，腰部要承受更大的压力，使腰部更易疲劳，因此宜少穿高跟鞋
不要久坐	现在腰酸、腰痛的现象呈现出年轻化趋势，许多人一坐就是四五个小时以上，日积月累，腰痛、腰酸的情况就出现了，因此尽量不要久坐
避免突然弯腰	弯腰负重时，要缓慢，尽量用下蹲动作代替弯腰负重
腰部防寒保暖	在寒冷季节特别注意腰部的温暖。提倡老年人戴护腰，不提倡年轻人为追求美感，前露肚脐后露腰，以牺牲健康换取美丽

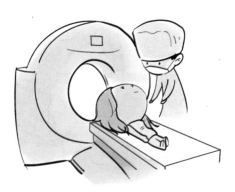

CT 检查可帮助明确病因

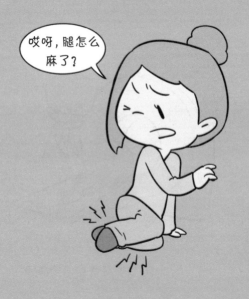

第十四课　下肢麻木疼痛

　　对于糖尿病患者来说，出现下肢的麻木疼痛，最有可能的就是出现了糖尿病性周围神经病变。这是一种影响糖尿病患者生活质量的并发症，在临床上也比较多见。

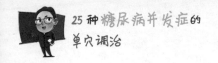
下肢麻木疼痛与糖尿病病情的控制密切相关

糖尿病周围神经病变早期是可逆的，因此在临床确诊糖尿病的同时，必须详查神经系统受累情况，以获得早期诊断，避免延误病情。**早期症状是以感觉障碍为主，常常表现为下肢呈对称性疼痛和感觉异常。感觉异常有麻木、蚁行、发热、触电样感觉，往往从远端脚趾向上发展。**此时疼痛一般较轻，但**有昼轻夜重的特点，后期可出现剧痛。**

糖尿病出现的下肢麻木疼痛与糖尿病本身的控制有密切关系，所以，防治下肢麻木疼痛首先要控制好血糖。另外，因感觉障碍的存在，应避免参加有潜在受伤危险的各种活动。

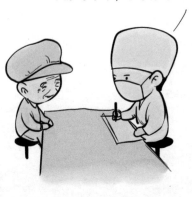

经脉不通，可致疼痛；肌肤不荣，可致麻木。通过疏通下肢经脉的方法，可治疗你的疼痛。

◉委 中

下肢麻木，更兼疼痛，疏经活络，首当委中。

委中在**膝后区，腘横纹中点，微屈膝取穴。**

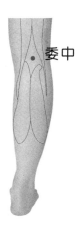

委中

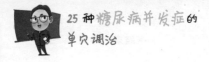
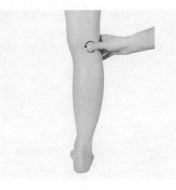

点揉委中

两手拇指指端或指腹紧贴住两侧委中穴处，沿顺时针或逆时针方向揉，以腘窝产生酸胀疼痛感为宜。

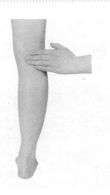

拍打委中

手掌伸直，用四指掌面拍打委中穴，并逐渐加大力度，使局部产生轻微的疼痛麻胀感，直到腘窝处皮肤发红，并出现紫色的瘀血点为止。出现瘀血点也叫痧点，等同于刮痧。

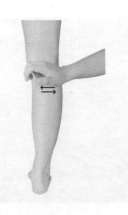

擦委中

将小鱼际放于委中穴，然后用擦法在委中穴处快速摩擦，以透热为度。

点刺委中

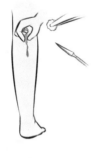

先将针具和穴位消毒，然后用三棱针对准腘窝处的青筋（静脉血管）轻轻点刺，放血出来，直到血的颜色由黑色变为正常的红色为止。

膀胱经最活跃的时候为下午 3 时到 5 时，在这段时间刺激委中穴效果更好。按摩委中穴的每个操作时间约为 5 分钟，总时间约为 15 分钟。每天早晚各一次，多多益善。

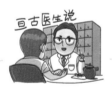

亘古医生说

委中穴是足太阳膀胱经的合穴，是膀胱经气血聚集之处，具有舒筋通络、散瘀活血的作用，是治疗腰腿多种病症的重要穴位。

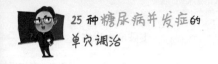
◎ 承　山

下肢痛麻，虚实之间，通脉活络，配伍承山。

承山在**小腿后面，委中与昆仑之间，当伸直小腿或足
跟上提时，腓肠肌肌腹下出现尖角凹陷处。**

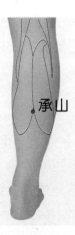

承山

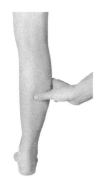

点按承山

两手拇指指端分别点按两侧承山穴，以承山穴产生酸胀疼痛感为宜。或以两拇指叠按在承山穴上，予以强刺激。

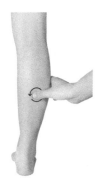

揉承山

拇指指腹或掌根着力，用揉法在承山穴及其附近反复揉，以承山穴产生轻微的酸胀疼痛感为宜。

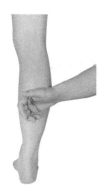

滚揉承山

用滚法在承山穴上来回滚揉，以承山穴产生酸胀疼痛感为宜。

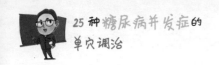

按摩承山穴的每个操作时间约为 5 分钟，总时间约为 15 分钟。每天早晚各一次，多多益善。

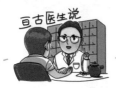

承山穴是足太阳经之要穴，具有养血舒筋、活络止痛的作用。古代著名医家马丹阳有"委中配承山"的应用。

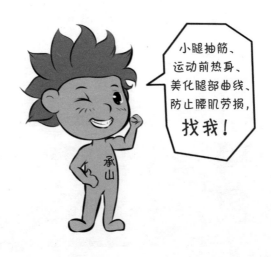

小腿抽筋、
运动前热身、
美化腿部曲线、
防止腰肌劳损，
找我！

承山

◉ 昆 仑

下肢痛麻，双脚难奔，舒筋通络，原取昆仑。

昆仑在足跟部，当足外踝尖与跟腱之间的凹陷处。

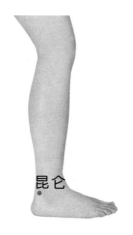

昆仑

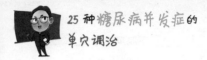

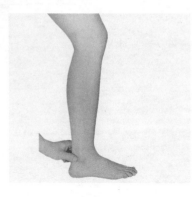

点按昆仑

两手拇指端按压两侧昆仑穴，以局部产生酸胀酸痛感为宜。

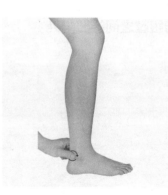

点揉昆仑

两手拇指指端或指腹紧贴两侧昆仑穴处，沿顺时针或逆时针方向揉，以昆仑穴产生酸胀酸痛感为宜。

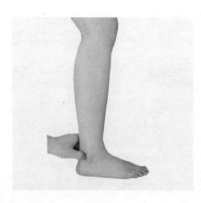

掐昆仑

拇指与示指分别捏住昆仑穴与太溪穴，拇指用力掐昆仑穴使整个脚跟产生酸胀疼痛感为宜。

按摩昆仑穴的每个操作时间约为 5 分钟，总时间约为 15 分钟。每天早晚各一次，多多益善。

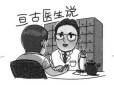

昆仑穴是足太阳膀胱经的原穴，可以直接调节膀胱经气机，使膀胱经的经气通畅，所以也是治疗足部疼痛麻木的重要穴位。

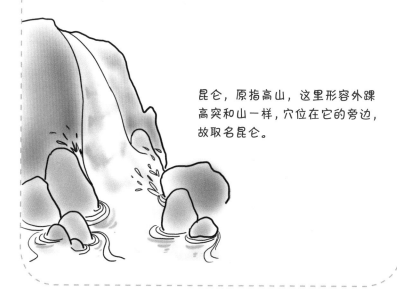

昆仑，原指高山，这里形容外踝高突和山一样，穴位在它的旁边，故取名昆仑。

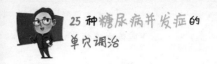

◉ 解　溪

下肢痛麻，重则痿痹，配伍阳明，不忘解溪。

解溪在足背与小腿交界处的横纹中央凹陷处，当踇长伸肌腱与趾长伸肌腱之间。

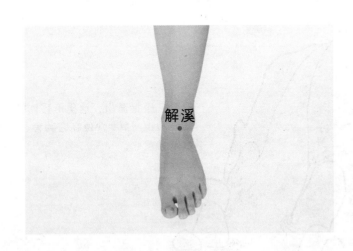

解溪

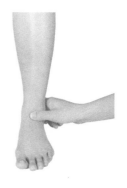

点按解溪

两手拇指端按压两侧解溪穴，以解溪穴产生酸胀酸痛感为宜。

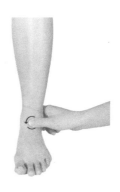

点揉解溪

两手拇指指端或指腹紧贴住两侧解溪穴处，沿顺时针或逆时针方向揉，以解溪穴产生酸胀酸痛感为宜。

按摩解溪穴的每个操作时间约为 5 分钟，总时间约为 10 分钟。每天早晚各一次，多多益善。

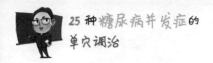
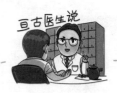
亘古医生说

解溪穴是足阳明胃经的经穴，具有补中益气、舒筋利节的作用，特别对足部的麻、痛、痿、痹等有很好的功效。有时候糖尿病引起的下肢麻木疼痛比较顽固，可以配合运用梅花针叩刺、下肢部按摩保健、赤脚踩鹅卵石等方法进行治疗。

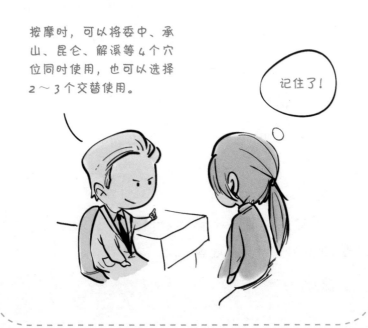

按摩时，可以将委中、承山、昆仑、解溪等4个穴位同时使用，也可以选择2～3个交替使用。

记住了！

梅花针扣刺治疗下肢麻木疼痛

下肢麻木多发生于在浅表部位，我们可以选用皮肤针扣刺治疗。大家不要小瞧皮肤针，皮肤针善于通过刺激**皮肤或穴位来激发经络的功能，调整脏腑气血，以达到治愈疾病的目的**，适用于各种麻木性疾病的治疗。

皮肤针是由多根短针组成，用来扣刺人体皮肤的一定部位和穴位，根据针数不同又分为梅花针（5枚针）、七星针（7枚针）、罗汉针（18枚针）等。

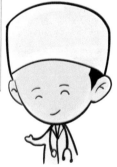

操作时先对梅花针和施术部位消毒，术者右手拇指、中指、无名指握住针柄，示指伸直按住针柄中段，针头对准患者麻木的皮肤局部（包括脚趾头），轻轻扣刺。待皮肤出血，微微发红后停止扣刺。操作时要注意用手腕的弹力，针尖扣刺皮肤后立即弹起。

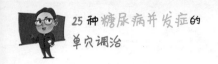
子午流注法扣刺经穴
治疗下肢麻木疼痛

对下肢疼痛呈现夜晚疼痛加剧的情况，我们可根据子午流注中十二经脉所主的时辰来判定是哪一条经脉的问题，然后选择这条经脉进行扣刺，并重点在原穴上扣刺。根据子午流注理论，如果在 23:30，下肢疼痛得厉害，那么我们就选择胆经作为扣刺的经脉，并重点在太冲穴上扣刺。

时　段	所主经脉	原穴	时　段	所主经脉	原穴
1:00—3:00	肝经	太冲	19:00—21:00	心包经	大陵
3:00—5:00	肺经	太渊	21:00—23:00	三焦经	阳谷
17:00—19:00	肾经	太溪	23:00—次日 1:00	胆经	丘墟

注：以上具体的经脉穴位，请参考经穴图

凡是这类和时间相关的疾病，用子午流注法在相应经脉、经穴上治疗，绝大多数能够获得比较满意的疗效。

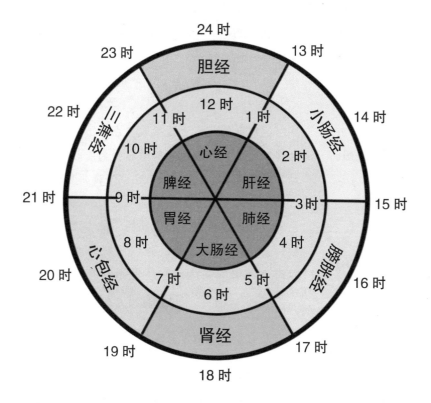

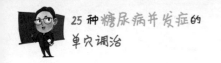

按摩治疗下肢麻木疼痛

掌揉环跳	掌根放在环跳穴（屈髋屈膝，尾骨尖与股骨大转子连线的中外 1/3 交界处），用力顺时针轻揉臀部，约 2 分钟，使力度逐渐渗透到肌肉深层
肘点殷门	用肘尖对准殷门穴（臀横纹中点）下压，并逐渐将力度加大，以患者能够忍受为度。压住不动并轻轻揉动约 2 分钟，然后逐渐将力度减小
肘点承扶	用肘尖对准承扶穴（在大腿臀沟的中点，约当殷门穴上 6 寸）下压，并逐渐将力度加大，以患者能够忍受为度。压住不动并轻轻揉动约 2 分钟，然后逐渐将力度减小
拍打下肢	两手握空拳，从臀部开始到脚跟部，交替拍打下肢后侧约 6 遍
点揉阳陵泉、足三里、风市	两手拇指叠在一起，用力点揉阳陵泉穴（腓骨小头前下方凹陷处）、足三里、风市（在大腿外侧裤缝线上，身体直立时，双手自然下垂，中指指尖所对之处）。每个穴位约点揉 2 分钟

赤脚踩鹅卵石治疗下肢麻木疼痛

　　每天按摩脚部，可很以好地缓解下肢麻木疼痛。在夏天天气炎热的时候，赤脚踩在公园的鹅卵石上，既可以散步，又能够健身治病，一举两得。

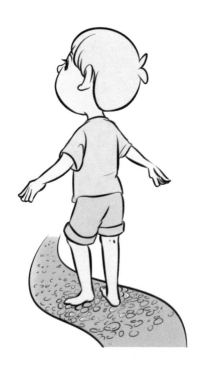

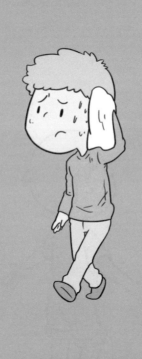

第十五课　自　汗

糖尿病患者诉说在吃饭或睡觉甚至在平时非常安静的时候，身上会莫名其妙地出汗。有的是头面部出汗，有的是上半身出汗，甚至连衣服、被子都能被浸湿。曾有一位糖尿病患者随手拿着一块毛巾，一边说话，一边频频地用毛巾擦脸上、头上、脖子上的汗。这是什么原因造成的呢？

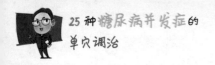

引起自汗的原因

出现自汗现象的元凶之一是糖尿病。这是由于糖尿病并发了自主神经功能紊乱所致的多汗症。**中医认为糖尿病引起的自汗主要是气虚，腠理不固，营卫失和所致。**

足三里不仅用于治疗自汗症，它也是最早记载可用于治疗糖尿病的穴位，广泛用于对糖尿病本身及其并发症的防治。

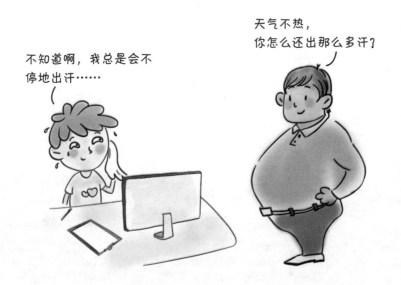

◉ 合 谷

营卫失和，气不摄津，固表止汗，堪用合谷。

合谷位于**手背，在第一、二掌骨间，第二掌骨桡侧的中点处。**

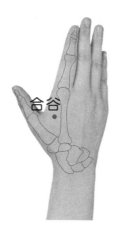

合谷

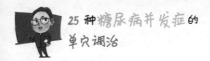
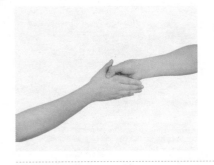

点按合谷

两手拇指端按压两侧合谷穴，以合谷穴产生酸胀疼痛感为宜。

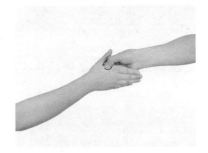

点揉合谷

两手拇指指端或指腹紧贴两侧合谷穴处，沿顺时针或逆时针方向揉，以合谷穴产生酸胀疼痛感为宜。

按摩合谷穴的每个操作时间约为 10 分钟，总时间约为 20 分钟。每天早晚各一次，多多益善。

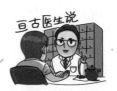

亘古医生说

合谷穴是手阳明大肠经的原穴，也是回阳九针穴之一，可以治疗许多病症，固表止汗是其作用之一。

◉ 足三里

气虚自汗，脾虚难逃，调营和卫，三里为重。

足三里在**小腿前外侧，当犊鼻下 3 寸，距离胫骨前缘一横指。**

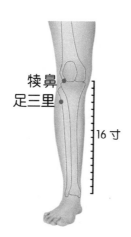

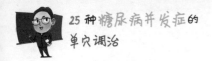
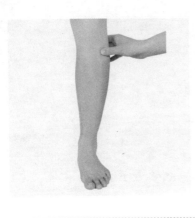

点按足三里

两拇指指端分别点按两侧足三里穴，以足三里穴产生酸胀疼痛感为宜。或以两拇指叠按在足三里穴上，予以强刺激，之后再点按另一个足三里穴。

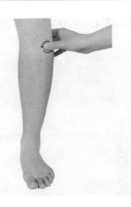

揉足三里

拇指指腹或指端着力，用揉法在足三里穴及其附近反复揉，以足三里穴产生轻微的酸胀疼痛感为宜。

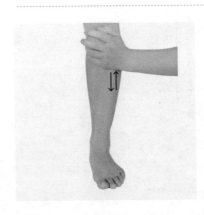

擦足三里

用小鱼际或大鱼际紧贴足三里穴，沿胫骨方向在足三里穴上用擦法来回操作，以局部产生热感或以透热为度。

敲击足三里

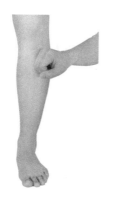

手握空拳，然后有节奏地敲击足三里穴，最好能使整条腿有发热的感觉。

按摩足三里穴的每个操作时间约为 5 分钟，总时间约为 20 分钟。每天早晚各一次，多多益善。

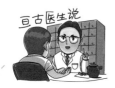

亘古医生说

如果遇见一些特殊的汗证，比如因为气虚时间长了发展为阳虚引起的多汗，这时出的是冷汗；还有阴虚引起的多汗，这种汗是热汗，因发生在睡觉的时候，又叫盗汗；还可出现上热下寒冷热汗。针对这三种情形，应分别对待。

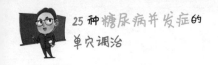
阳气亏虚型自汗症的治疗

治疗阳气亏虚型自汗症宜温阳益气止汗。可用清艾条2根，取神阙、关元、足三里等穴位进行艾灸治疗。

方法 把2根艾条并拢在一起点燃，然后依次灸大椎、肺俞、肾俞、神阙、关元、足三里。每个穴位灸10～15分钟。每日1次，直到汗止住为止。

本疗法可以起到温阳益气、固汗止脱的作用。但操作时需注意，艾条应距皮肤10～20厘米，以免烧伤皮肤。

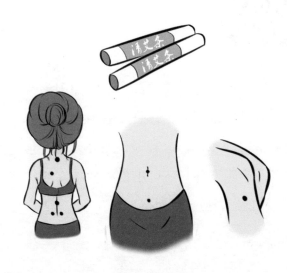

阴虚型自汗症的治疗（一）

　　阴虚型自汗症宜滋阴清热止汗，可在后背膀胱经、督脉（后背正中，成一直线）刮痧，并拔罐。

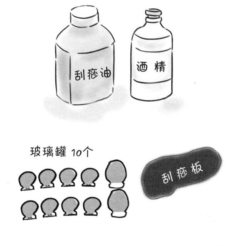

　　刮痧前，用酒精对刮痧板、玻璃罐和后背进行消毒，将刮痧油涂抹在后背上。在督脉上从上向下刮痧，直到出痧。之后由里向外在两侧的膀胱经从上向下刮痧，直到整个后背皮肤出痧。随后在后背的大椎、肺俞、心俞、肝俞、胆俞、脾俞、胃俞、肾俞等穴拔罐。留罐 5 分钟左右。

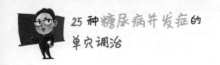

阴虚型自汗症的治疗（二）

治疗阴虚型自汗症除了前面讲的刮痧法，还可采用推揉按涌泉穴法。

方法 两手轻捏脚部，两拇指指腹由脚跟向脚尖方向用力推涌泉穴50次。然后拇指用力点按涌泉穴5分钟，将力量渗透到肌肉里面，再将两拇指叠放在一起按压涌泉穴5分钟。通过以上操作可以达到滋阴补肾、清热降火的作用。

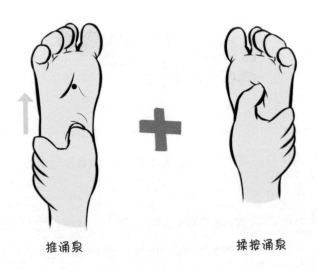

推涌泉　　　　　　揉按涌泉

上热下寒型自汗症的治疗

上热下寒型自汗症的患者往往表现为人体的上部很热，如满脸是汗，但是腰腹以下却发凉，甚至穿很厚的衣服，所以治疗时要清上温下。

清上热

可在后背刮痧。方法如前文所述，但是仅在后背刮痧和拔罐。

温下寒

可艾灸神阙、关元、足三里穴，具体方法如前。

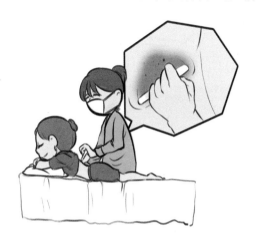

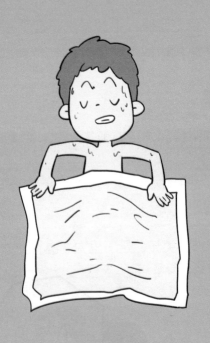

第十六课 盗 汗

　　我常想，人体的病症真的是很奇怪，像盗汗，在人闭上眼睡着的时候出汗；醒来睁开眼，汗又马上止住了，真是奇怪。当我第一次听到这样奇怪的病症时就想弄清楚是什么道理。后来学了中医，才明白了其中的原因。

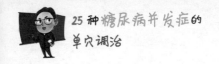

自汗与盗汗的区别和联系

可能糖尿病患者都曾经有过这样的经历，一睡觉就出汗，甚至在睡梦中经常莫名其妙的心跳加速，但起来坐一会又好了。这是什么原因呢？这种出汗叫作盗汗，也称为寝汗。之所以称之为盗汗，是因为在人们入睡之时，汗液像盗贼一样偷偷地泄出来。那么如何区分自汗和盗汗呢？

	自 汗	盗 汗
区别	白天汗出，活动时汗出加重，与睡觉没有关系	睡则汗出，醒即汗止
联系	属于糖尿病并发自主神经功能紊乱所致的多汗症	
	额部、面部、颈部、前胸及腋下汗出，甚至大汗淋漓	

盗汗产生的机理

　　谈论中医，离不开阴阳。阳为热，阴为寒。阴阳之间相互克制，阳盛则热，阴盛则寒。糖尿病盗汗即是由于阴虚所致。还记得在失眠多梦中讲过的"阳入于阴则寐，阳出于阴则寤"吗？到了**晚上睡觉时，人体的阳气进入身体，由于阴虚，导致内热。阳气相对亢盛，逼迫阴液外出，从而形成了盗汗。当我们醒来的时候，阳气出于表，那么身体里面的阳气和阴气基本上保持平衡，那么汗出也就自然止住了。**如果病程日久可以导致气阴两伤，甚则阴损及阳。治疗则宜养阴清热，调和阴阳，敛汗止汗。

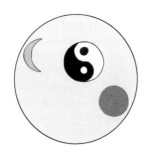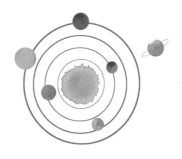

保持身体阴阳平衡

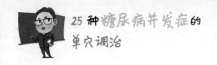

◎ 阴　郄

盗汗频多，阴虚为甚，养阴清热，可取阴郄。

阴郄位于**前臂掌侧，当尺侧腕屈肌肌腱的桡侧缘，腕横纹上半寸。**

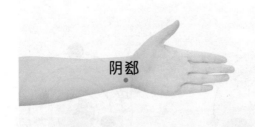

点按阴郄

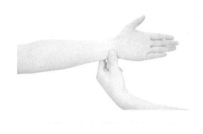

两手拇指端按压两侧阴郄穴，以阴郄穴产生酸胀疼痛感为宜。

点揉阴郄

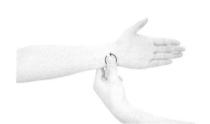

两手拇指指端或指腹紧贴住两侧阴郄穴处，沿顺时针或逆时针方向揉，以阴郄穴产生酸胀酸痛感为宜。

按摩阴郄穴的每个操作时间约为 10 分钟，总时间约为 20 分钟。每天早晚各一次，多多益善。

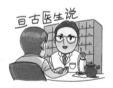

亘古医生说

阴郄穴是手少阴心经的郄穴，具有养阴清热、调和阴阳作用，善治骨蒸盗汗、心悸等病症。

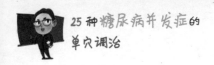

◉ 大　椎

阴虚盗汗，温清相配，一穴两用，莫非大椎。

大椎在**后正中线上，第七颈椎棘突下凹陷中。**

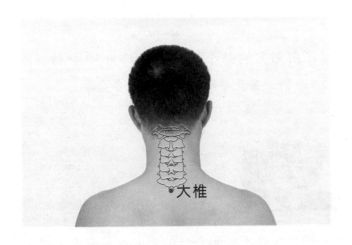

大椎

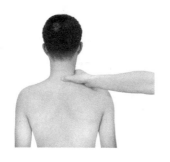

点按大椎

拇指指端点按大椎穴，以大椎穴产生酸胀疼痛感为度。或以两拇指叠按在大椎穴上，予以强刺激。

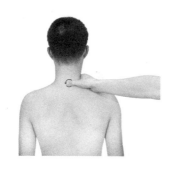

揉大椎

拇指指腹或指端着力，用揉法在大椎穴及其附近反复揉，以大椎穴产生轻微的酸胀疼痛感为宜。

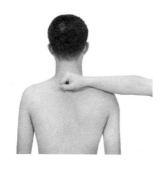

叩击大椎

用空掌在大椎穴处叩打，频率为每分钟60次左右，使大椎穴处皮肤发红或有轻微出血点为宜。

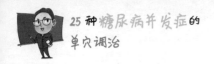

擦大椎

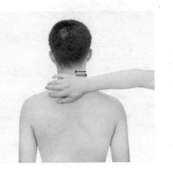

用小鱼际或大鱼际紧贴大椎穴，沿脊柱上下方向或与脊柱垂直方向在大椎穴上用擦法来回操作，以局部产生热感或以透热为度。本方法体现了"以热制热"的法则。

按摩大椎穴的每个操作时间约为 5 分钟，总时间约为 20 分钟。每天早晚各一次，多多益善。

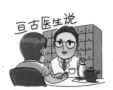

亘古医生说

督脉是奇经八脉之一，总督一身的阳气，和十二经脉中的六条阳经均相交。大椎穴是督脉的穴位，也是人体所有阳经的交会穴，具有通阳解热的作用。盗汗以阴虚为基础，阴虚就会产生虚热，所以，配伍大椎来清除虚热，回复正气，盗汗自退。

捏脊疗法能治疗盗汗吗

　　捏脊疗法是用手连续提捏脊柱部的皮肤以防治疾病的一种方法。捏脊疗法历史悠久，疗效确切，非常实用。脊柱部正中是督脉，具有通调全身经脉的作用，又加上督脉和任脉相通，所以**捏脊就具有通调全身阴阳的作用。由于背部膀胱经遍布五脏六腑的背俞穴，捏脊也可以调和十二脏腑气血**。盗汗是因为阴阳不相交通，气血不调和，所以可用捏脊疗法。

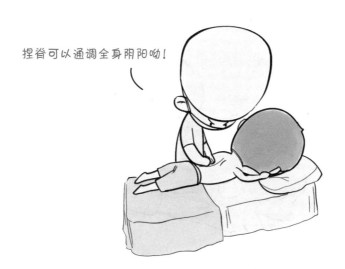

捏脊可以通调全身阴阳呦！

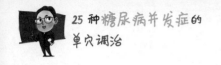

捏脊疗法的操作方法

　　捏脊时，患者俯卧位，身体放松，后背裸露。施术者用两手的拇指与示指、中指将脊柱的皮肤捏起，并由下而上连续地提捏皮肤，边捏边向前推进。自尾骨处开始，一直捏到颈部大椎穴。**在捏脊的过程中，每捏三次，然后用力向上提一提，称为"捏三提一"。**治疗盗汗需要每天捏脊50～100遍。如果用于平时保健，每天可以捏脊10～15遍。

　　初次捏脊出现疼痛者，需要酌情减少次数，待适应后可逐渐增加操作次数。还要注意手法要轻柔，用力均匀；防止患者受凉，注意休息。

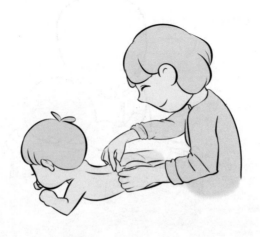

五倍子外敷肚脐治疗盗汗

五倍子外敷肚脐治疗盗汗的操作步骤如下。

五倍子外敷法	第一步	五倍子 50 克，研成细末
	第二步	用酒精棉球清洗患者肚脐及其周围
	第三步	用药物填满脐孔，外用胶布封贴
	第四步	用热水热熨肚脐 30 分钟
	用法用量	每日换药一次，连续用药 3～5 天即可

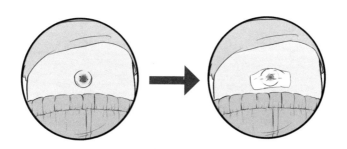

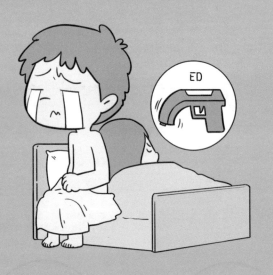

第十七课 阳 痿

据统计，在 100 个男性糖尿病患者中有 35 ～ 60 人会出现阳痿，且发病率随年龄增长有增高趋势。如果不能及时有效地开展治疗，往往会影响正常的家庭生活。所以，治疗阳痿也是一件急迫的事情。即使没有出现阳痿的患者也应当重视起来，预防该病的发生。

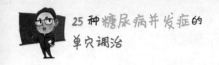

阳痿的发病原因

阳痿又称勃起功能障碍，是指在有性欲要求时，阴茎不能勃起或勃起不坚，或者虽然有勃起且有一定程度的硬度，但不能保持性交的足够时间，因而妨碍性交或不能完成性交。

糖尿病并发阳痿属于糖尿病生殖系统神经病变，是心理因素、血管病变、激素失调等多种因素共同作用的结果。长期血糖偏高可导致周围神经、自主神经及周围动脉血管的一系列改变，最终降低阴茎的触觉感受而发生阳痿。

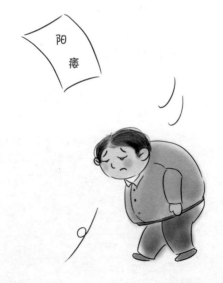

如何防治阳痿

关于防治阳痿，中医有比较好的方法。阳痿是由于肾虚或湿热等原因，致使宗筋弛纵，引起阴茎萎软不举或举而不坚的病证，治疗的关键在于分清病因。补肾是大家知道的常见方法，但肾有肾阴、肾阳的区分，肾阴虚要以补肾阴为主，肾阳虚要以补肾阳为主，但对阳痿患者而言，兼顾阴阳之间的关系更为重要。

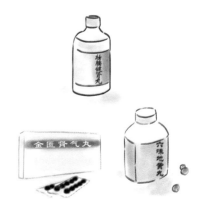

现在很多人服用六味地黄丸补肾，或者是买一些壮阳药服用，但所得到的效果未必好。有很多人刚一吃壮阳药，感觉很好。然而过了一段时间，发现又阳痿了，甚至还不如从前。单服六味地黄丸容易损伤肾阳，单服温阳壮阳药容易损伤肾阴，只有当肾阴、肾阳、肾精、肾气同时调理，相互兼顾，才能达到良好的效果。

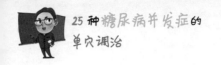

补肾固精法治疗阳痿

身体自然直立，头要正，颈要直，两肩稍稍内收，两臂自然下垂，收腰松腹，松膝，双脚平行平放在地面上，脚尖朝前。具体操作方法如下。

静心凝神	周围环境要安静，温度适宜。静下心来，不要胡思乱想
吸清呼浊	先缓缓深吸一口清气，然后缓缓呼气，同时想象身体的浊气随之呼出来。反复三次
叩齿搅舌咽津	叩齿三十六次，然后向左搅舌十八次，接着再向右搅舌十八次，之后将满口的津液分三口咽下，并想象咽到下丹田

操作时先缓缓深吸气，越慢越好，吸气的同时上提肛门。待吸气到最大程度时，屏气不动。稍等片刻，然后慢慢呼气，在呼气的同时把肛门慢慢松开。如此反复呼吸72次。每天早、中、晚各做一次。久而久之，自然会收到补肾固精的效果。

起立补肾法治疗阳痿

背靠墙法

身体直立，背靠墙，使身体的头、背、臀部、两腿、脚跟紧贴住墙面，然后身体缓缓下蹲，直到不能下蹲时为止（下蹲时尽量不要让头、肩、背、臀、脚跟离开墙面），然后身体缓缓直立。这样一蹲一起为 1 次。如此每天反复做 10～50 次。

面对墙法

身体直立，面对墙，使身体略靠近墙面，然后缓缓下蹲，直到不能再下蹲时为止，然后身体缓缓直立。这样一蹲一起为 1 次。如此每天反复做 10～50 次。

以上两种方法都可以锻炼腰，使腰部的力量增强，同时也能够补充肾气。因为腰为肾之府，健腰即是补肾。

糖尿病患者除了需要严格控制血糖外，日常保健也是必不可少的：注意心理调节，尽量减少情绪波动，怡情养性，保持心情舒畅；保证睡眠，不要熬夜；少吃辛辣和肥甘厚味；适当进行体育锻炼。阳痿多为积累成疾，切不可急于求成而用大补之药。

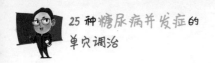

◉ 大　赫

阳痿不振，精失固摄，补肾益气，可取大赫。

大赫在**下腹部，当脐中下4寸，前正中线旁开0.5寸。**

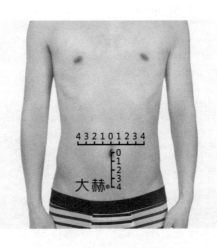

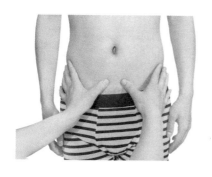

点按大赫

两手拇指端按压两侧大赫穴，以大赫穴产生酸胀疼痛感为宜。

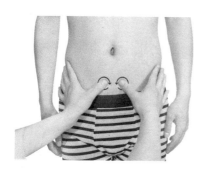

点揉大赫

两手拇指指端或指腹紧贴两侧大赫穴，沿顺时针或逆时针方向点揉，以大赫穴产生酸胀疼痛感为宜。

按摩大赫穴的每个操作时间约为 10 分钟，总时间约为 20 分钟。每天早晚各一次，多多益善。

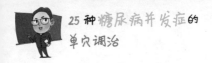
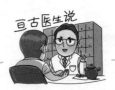

亘古医生说

中医认为，糖尿病并发阳痿的病因病机为肝、脾、心、肾四脏受损，气血阴阳亏虚，阴络失荣；或肝郁湿阻，经络不畅导致宗筋不用而成。其中肝肾不足为根本，肝肾阴虚日久，损伤肝肾精气。肝主筋，足厥阴肝经绕阴器而行。肝气亏虚，则宗筋失养而成阳痿。肾藏精，开窍于二阴，主先天生殖。肾精充盛，能够濡养宗筋，是阳事正常的前提。若肾虚精亏，真阳衰微，则阴茎痿软不举。同时，阳痿与肝郁不舒、心火旺盛等也有着密切的关系。

大赫穴是足少阴肾经的穴位，该穴是肾经元气壮大显赫之所，具有补肾益气、调经除湿的作用，主治阳痿遗精、女子带下、阴部疼痛等病症。故针对糖尿病肾气亏虚的本质，针刺大赫穴可以培补肾气，温补命门之火，起到固本的作用。

> 中医对阳痿的记载首见于《黄帝内经》，认为阳痿产生的原因主要有劳伤久病，饮食不节，七情所伤，外邪侵袭或禀赋不足。

◎ 关 元

阳痿遗精，痿软不坚，补肝脾肾，首推关元。

关元在**前正中线上，当脐中下3寸。**

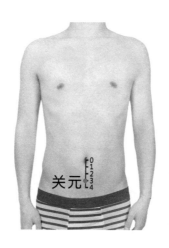

关元

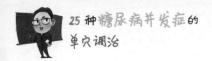
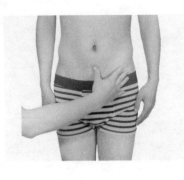

点按关元

拇指指端用力点按关元穴，以关元穴深部产生酸胀疼痛感为宜。或以两拇指叠按在关元穴上，予以强刺激。

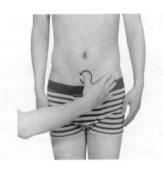

揉关元

拇指指腹或指端着力，用揉法在关元穴及其附近反复揉，以关元穴深部产生酸胀疼痛感为宜。

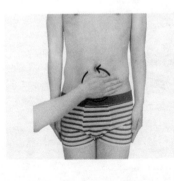

摩关元

手掌放在关元穴处，以关元穴为中心，沿顺时针或逆时针方向轻摩，力度以带动皮肤为宜，摩至关元穴发热即可。

点按、揉关元穴的每个操作时间约为 5 分钟，顺时针摩关元穴的操作时间约为 10 分钟，逆时针摩关元穴的操作时间约为 10 分钟，总时间约为 30 分钟。每天早晚各一次，多多益善。

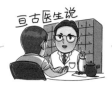

亘古医生说

糖尿病并发的阳痿，多属于命门火衰。命门火衰与肾的精气虚损有关，或因少年频繁手淫，或因劳累过度，或因思虑过度等引起。

关元穴是任脉的穴位，也是补肾培元、益气保健的要穴，具有培元固脱、益肾固精、调理冲任等作用，主治下腹疼痛、遗尿、遗精、阳痿、早泄、疝气等病症。

糖尿病性阳痿必伤乎于肾。**肾阳不足，命门火衰，则阳举不坚**。病延日久，阳损及阴，气血不充，则阴茎痿软。**糖尿病性阳痿亦有肝郁不舒者，治需疏肝解郁。此外，培补元气还需培补后天脾胃之气。因关元穴一是任脉与足三阴经的交会穴，可同时调理肝、脾、肾三条阴经的气血，通过健脾补虚，培补后天之本；二可养肝疏泄，以解肝郁；三可补肾而补元阳之气，故有"一穴而三得"之效。**

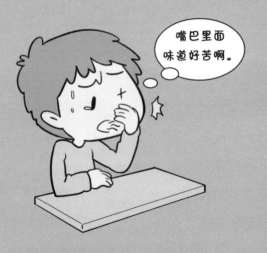

第十八课　口　苦

有的糖尿病患者虽然血糖控制在正常范围内，可是早晨起床前，总感觉口苦、口干。这虽不影响日常生活，但是总觉得不舒服。这是什么原因造成的呢？该如何改善这种情况呢？它与《素问·奇病论》中的"有病口苦……病名曰胆瘅……此人者，数谋虑不决，故胆虚气上溢而口为之苦"是同一种现象吗？

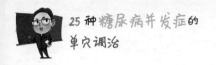

导致口苦的原因有哪些

日常生活中，我们时常看到一些人容易情绪激动，总想和别人吵架，把自己的脾气发一发。尤其是得了糖尿病之后，还会因自己的病症得不到有效的治疗，加剧急躁的现象。这一急躁不要紧，随之出现了口苦、口臭的症状。每到早上起床后就觉得口干、口苦，并且口气还很大。这种现象可以从中西医等多方面来认识。

	中 医	西 医	其 他
导致口苦的原因	口苦属肝胆火盛，胆气上逆证。急躁易怒的人多肝胆火旺，肝胆之火循经入胃，熏灼胃液，产生口干、口苦，甚至口臭	口苦是胆囊疾病（胆囊炎、胆石症等）的一种反映。胆囊功能差、胃动力差、食道有炎症、胆汁反流等均可出现	生活不规律，休息不足，以及打呼噜、张口睡觉、口腔发炎、精神紧张等人群中亦为常见

经常口苦怎么办

经常口苦怎么办：

· 及时明确病因。

· 保持良好心理。

· 清淡饮食为主。

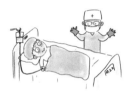

长时间或经常口苦，
应到医院查找病因

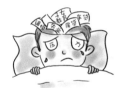

精神压力过大也可导致
口苦，保持心情愉快，
是防治疾病的重要环节

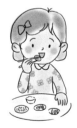

清淡饮食，忌辛辣、
油腻等燥热食物

　　如果经过饮食、生活、运动等各种保健方法调整后，仍然口苦者，就要去医院找医生，查一查身体，确诊是什么疾病。

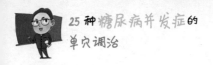
◉ 阳陵泉

肝胆湿热，气逆火盛，口苦难平，首取阳陵。

阳陵泉位于**小腿外侧，当腓骨小头前下方凹陷处。**

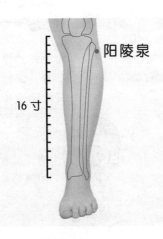

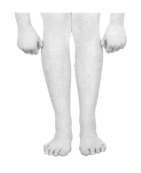

点揉阳陵泉

两手握拳，大拇指在外。以大拇指指间关节作为着力点用力点揉阳陵泉穴，以局部产生酸胀疼痛感为宜。

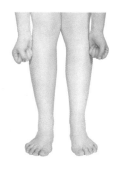

敲击阳陵泉

两手握拳，两膝并拢。用力快速敲击阳陵泉穴，频率为 120 次 / 分，以局部产生酸胀疼痛感为宜。

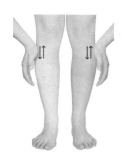

擦阳陵泉

两膝并拢，两手自然松开。两手掌根贴紧阳陵泉穴，上下快速摩擦，使局部产生热量，以透热为度。

按摩阳陵泉穴的每个操作时间约为 5 分钟，总时间约为 15 分钟。每天早晚各一次，多多益善。

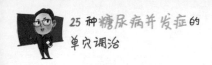
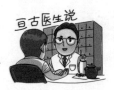
亘古医生说

糖尿病口苦的产生是在阴虚燥热基础上引起肝胆火盛，胆气上逆而成。因为胆附于肝，肝胆相表里，所以二者在生理病理上相互联系。《伤寒论》明言："少阳之为病，口苦咽干目眩也"，故对**口苦的治疗也应疏泄肝胆，健脾和胃。**

《灵枢·四时气》曰："邪在腑，取之合"，阳陵泉是胆经的合穴，胆腑的下合穴，主治口苦、胁痛等病症。因此，按摩阳陵泉可疏泄肝胆气机，清利肝胆湿热。湿热祛除，则肝胆气机恢复正常，而无口苦之患。

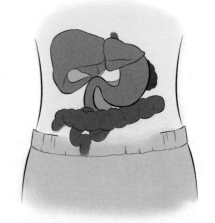

肝胆脾胃同居中焦，共同调理中焦气机

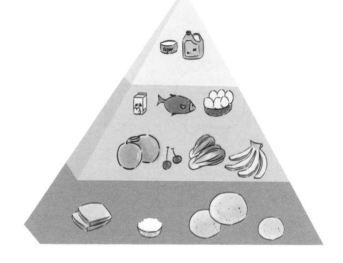

科学合理的饮食
是控制糖尿病的关键

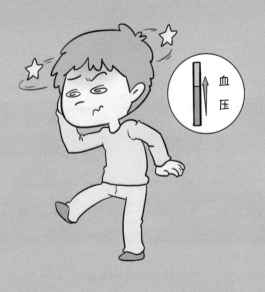

第十九课　高血压

糖尿病和高血压经常相伴而行，相互影响。有的人先发生糖尿病，有的人先发生高血压。对 2 型糖尿病患者来说，高血压的危害甚至比高血糖本身更加严重。高血压让糖尿病患者更容易并发心脑血管疾病，对眼底和肾脏的微血管病变也是一个潜在的"炸弹"。

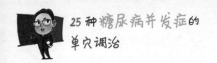

糖尿病和高血压会相互影响吗

　　糖尿病和高血压就像夫妻俩，关系十分密切。高血压可使糖尿病患者并发心血管疾病的风险增加很多倍，糖尿病也可使高血压患者的血压变得更难降低，高血压的危害性大大增加。高血压和糖尿病并存的心血管损害净效应是普通人群的 4 ～ 8 倍。因此，积极对糖尿病和高血压进行干预，对于预防糖尿病大血管病变和微血管并发症，预防心血管疾病发生，降低致死率、致残率，提高患者生存质量，延长患者寿命，均具有十分重要的意义。

　　中医认为糖尿病引起的高血压主要与肝、肾、脾有关，再具体点说是肝肾阴虚，脾失健运导致虚阳上亢的表现。按照经络辨证，高血压与肝经的关系尤为密切，在调理上也重在梳理肝经经气。

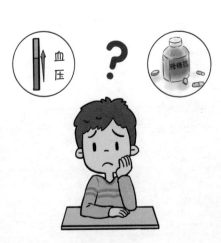

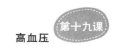

◎太 冲

肝肾不足，眩晕头痛，清上补下，可取太冲。

　　太冲在足背侧，第一、二跖骨间，跖骨底结合部前方凹陷中，或触及动脉博动。

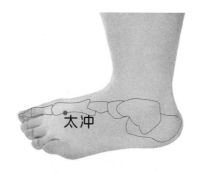

太冲

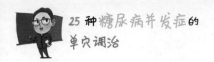
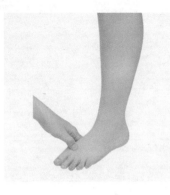

点按太冲

两手拇指指端按压两侧太冲穴，以太冲穴产生酸胀疼痛感为宜。

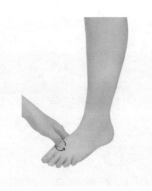

点揉太冲

两手拇指指端或指腹紧贴两侧太冲穴，沿顺时针或逆时针方向揉，以太冲穴产生酸胀疼痛感为宜。

按摩太冲穴的每个操作时间约为 10 分钟，总时间约为 20 分钟。每天早晚各一次，多多益善。

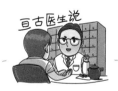

亘古医生说

　　太冲穴为足厥阴肝经的原穴、输穴，具有平肝潜阳、息风、活血通络止痛的作用。《灵枢·九针十二原》说："五脏有疾，当取之十二原"，肝脏病变可取其原穴，来调整脏腑虚实。

肝肾同源
补肝即补肾

止眩晕
治头痛
降血压

选太冲穴

太冲穴

阳气潜藏
清头部虚热

补益肝肾
清肝肾虚弱

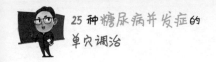

◉人 迎

 血压不下，眩晕头痛，功兼清浊，近取人迎。

人迎在颈部，喉结旁，当胸锁乳突肌前缘，颈总动脉搏动处。

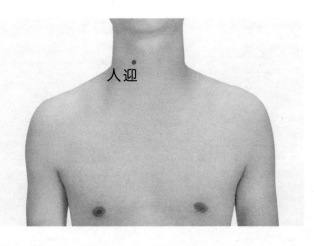

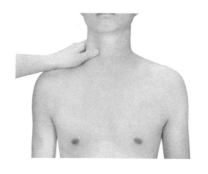

点按人迎

拇指指端用力点按一侧人迎穴，以局部产生酸胀感为宜。

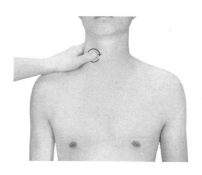

揉人迎

拇指指腹着力，用揉法在一侧人迎穴及其附近反复揉，以局部产生酸胀感为宜。

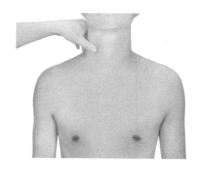

推人迎

以大拇指指腹，或示指、中指指腹自乳突部沿胸锁乳突肌轻轻用力推向人迎穴。推人迎时需注意推完一侧再推另一侧，不可同时推双侧人迎，以免血压下降过低。

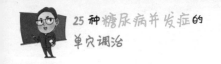
点按、揉人迎穴的每个操作时间约为 5 分钟，推人迎穴的操作时间约为 10 分钟，总时间约为 20 分钟。每天早晚各一次，多多益善。

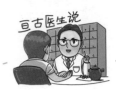

亘古医生说

人迎穴是足阳明胃经的穴位，具有平肝潜阳、醒神清脑等作用，主治高血压、低血压等病症。因为该穴位于人迎脉附近，故而得名人迎穴。**从解剖上看，人迎穴附近有颈动脉窦。颈动脉窦可以调节人体的血压，故针刺本穴位可以刺激颈动脉窦，从而降低血压。**

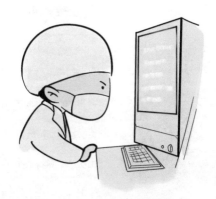

贴敷、推拿降血压

	贴敷涌泉穴	推桥弓
物品	肉桂、吴茱萸、磁石、艾条	
操作	上药共研细末，用时取药末5克，用蜂蜜调匀，贴于涌泉穴。阳亢者加贴太冲穴，阴阳不足者加贴足三里穴。外以胶布固定，并用艾条悬灸20分钟。每次贴两穴，交替使用。每天于临睡前换药1次	患者仰卧位，术者站在患者头顶位置，将患者头向左侧倾斜，露出胸锁乳突肌。术者用大拇指指腹，或示指、中指指腹着力，从乳突部缓缓推向胸锁关节处，右侧推 10～20 次。之后再换左侧推 10～20 次
作用	引火归原，降压止晕	降压止晕

注：推桥弓时需注意两侧不可同时推，必须一侧推完后再推另一侧

涌泉穴是肾经的井穴，可滋阴清热。**一般在人体上部的穴位都有升提的作用，在人体下部的穴位都有降气血的作用。**涌泉穴在身体的最下面，用它可以降身体浮越在上的气血，所以能够降压。同时，贴敷的药物本身也有将多余的火敛归到肾的作用，有助于降压。

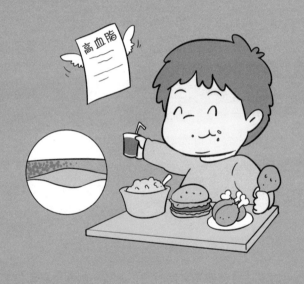

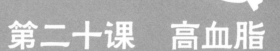

第二十课　高血脂

　　许多糖尿病患者认为，糖尿病只要降糖就行。殊不知，由于糖尿病患者自身胰岛素分泌不足，常引起脂质代谢异常，进而会导致血脂异常。一旦血糖异常和血脂异常联合起来，对人体的危害就会大大增加。

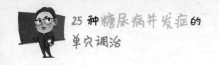

脾虚会导致高脂血症吗

　　糖尿病合并高脂血症是很常见的现象。中医上认为血脂高多与痰湿有关，"脾为生痰之源"，"脾虚则痰湿生"，所以，痰湿的产生又与脾胃的功能密切相关。

　　人吃进食物以后，如果**脾气虚，不能充分运化所摄入的饮食，体内就会产生痰湿，痰湿既是机体的代谢产物，也是导致疾病的病因**。清除痰湿，有一个穴位可以帮忙，那就是丰隆穴。

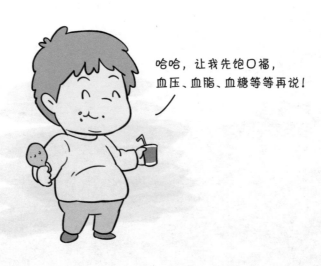

哈哈，让我先饱口福，
血压、血脂、血糖等等再说！

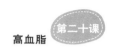

◉ 丰　隆

血脂升高，动脉变硬，化痰祛湿，用之丰隆。

　　丰隆在**小腿前外侧，当外踝尖上 8 寸，距离胫骨前缘约两横指。**

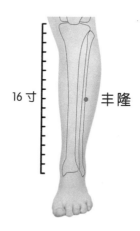

16 寸　　　丰隆

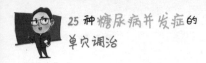

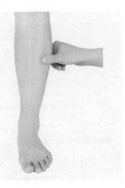

点按丰隆

两手拇指指端按压两侧丰隆穴，以丰隆穴产生酸胀疼痛感为宜。

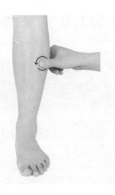

点揉丰隆

两手拇指指端或指腹紧贴两侧丰隆穴，沿顺时针或逆时针方向揉，以丰隆穴产生疼胀酸痛感为宜。

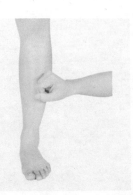

敲击丰隆

手握空拳，然后用力敲击丰隆穴。

点按、点揉丰隆穴的每个操作时间约为 10 分钟，敲击丰隆约 5 分钟，总时间约为 25 分钟。每天早晚各一次，多多益善。

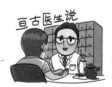

亘古医生说

丰隆穴是胃经的络穴，通于脾，脾和胃相表里，因此，其具有调节脾胃、化痰湿等作用。

有肥胖、高脂血症及冠心病家族史者，除了需要关注是否患有糖尿病，还要注意检查血脂，血脂一旦升高，也可采取上述方法保健。

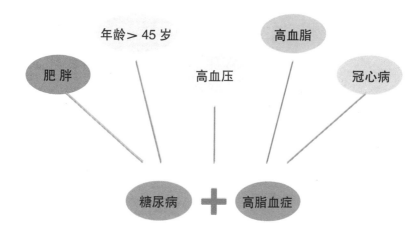

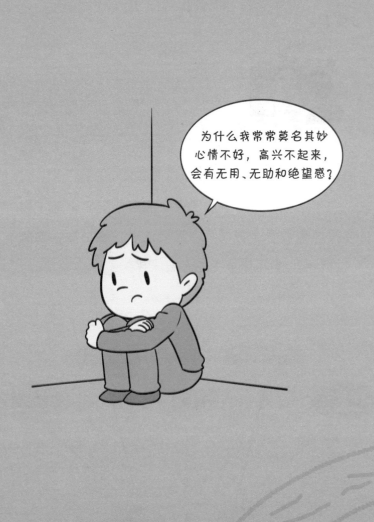

第二十一课　抑　郁

现代社会生活压力大，工作节奏快，人们长期处于这样的环境下，很容易导致情绪异常，而糖尿病患者伴随抑郁的情况也是越来越多。

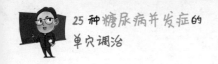
中医对抑郁症的认识

    有一个保守的统计，约 40% 的糖尿病患者同时伴有不同程度的抑郁。糖尿病可以导致大脑内 5- 羟色胺的分泌不足，抑郁状态被认为与 5- 羟色胺的不足有关。如果这个说法是正确的，那么就可以按照中医调节 5- 羟色胺分泌的机制，即在肝脏和肝经上来治疗抑郁症。中医认为，肝主疏泄，肝气调达就不会出现抑郁。相反，如果肝失疏泄，就会出现情绪障碍、抑郁。所以，中医治疗抑郁症的主要办法是疏肝理气。

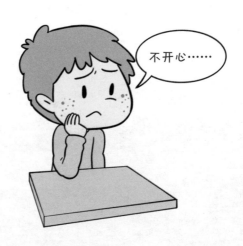

抑郁表现的几个方面

抑郁主要表现在以下几个方面。

情绪低落	一般以"晨重夕轻"为特点
思维迟缓	记忆力下降、大脑反应慢等
活动减少	不愿参加社交活动，喜欢独处
常有焦虑、内疚感	担心给家庭增加负担
睡眠障碍	以早醒为其典型表现
出现躯体症状	多有疲乏、心悸、胸闷、胃肠不适、便秘等
出现消极情绪	自暴自弃、厌世、自杀心理或行为

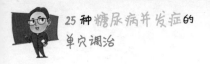

◉太　冲

肝气郁结，气机不通，疏肝解郁，当选太冲。

太冲在**足背侧，第一、二跖骨间，跖骨底结合部前方凹陷中，或触及动脉博动。**

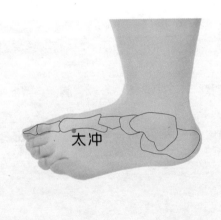

太冲

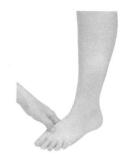

点按太冲

两手拇指指端按压两侧太冲穴，以局部产生酸胀疼痛感为宜。

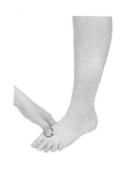

点揉太冲

两手拇指指端或指腹紧贴两侧太冲穴，沿顺时针或逆时针方向揉，以局部产生酸胀疼痛感为宜。

按摩太冲穴的每个操作时间约为 10 分钟，总时间约为 20 分钟。每天早晚各一次，多多益善。

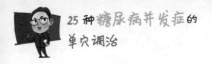

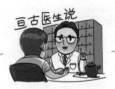
亘古医生说

　　太冲穴是足厥阴肝经的原穴，《灵枢·九针十二原》说："五脏有疾也，当取之十二原"，《医方论》中认为："凡郁病必先气病，气得疏通，郁之何有"。太冲穴为疏肝解郁的要穴，凡用太冲穴开郁，患者自然精神振奋，无抑郁之患。

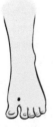

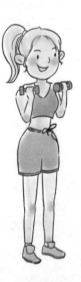

太冲穴为足厥阴肝经原穴，
按压太冲穴可开郁，振奋精神

精力充沛

◎ 期 门

肝气郁结，胸胁痞满，化郁消积，募穴期门。

期门在胸部，当乳头直下，第六肋间隙，前正中线旁开4寸。

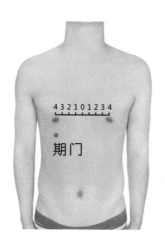

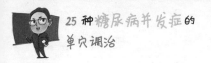

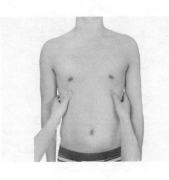

点按期门

拇指指端用力点按期门穴，以期门穴略微产生酸胀感为宜。

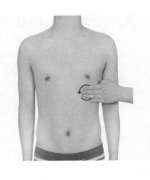

揉期门

示指、中指、无名指三指指腹着力，用揉法在期门穴及其附近反复揉动，以局部产生酸胀感为宜。

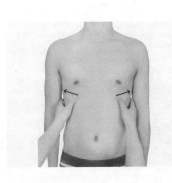

分推期门

拇指指腹着力，自期门穴处轻轻用力沿第六肋间隙推向身体两侧。约 100 次。

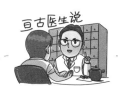
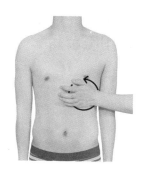

掌摩期门

手掌以期门穴为中心，沿顺时针方向轻轻摩动，以带动胸部皮肤为宜，并且摩的范围可逐渐扩大到整个胸部。

按摩期门穴的每个操作时间约为 5 分钟，总时间约为 20 分钟。每天可做 2 次。

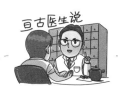

亘古医生说

期门是足厥阴肝经的最后一个穴位，十二经气血运行始出于手太阴肺经之云门，而终入于足厥阴肝经之期门。它是经络气血归入之门户，也是肝经的募穴，在疏肝解郁上效同太冲。此外，期门穴还有化瘀消积、和胃健脾的作用，主治胸闷、胸胁胀痛等病症。

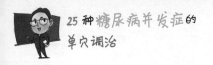

运动有利于抑郁症的治疗

值得一提的是，运动是一个治疗抑郁症很好的方法。大家可以去郊外散步、游玩、打球、跑步等，让身体微微出汗，使人体的阳气得到布散，气血流通，从而有利于抑郁症的治疗。

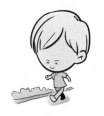

散 步

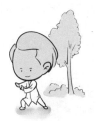

打太极

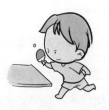

打乒乓球

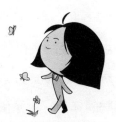

游玩

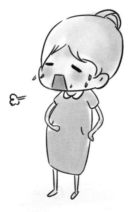

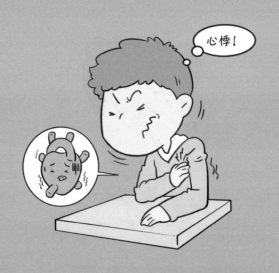

第二十二课　心　悸

有些糖尿病患者诉说，自己有时会出现心慌、气短的症状，不知道这是否与糖尿病相关？实际上，这是因为高血糖导致冠状动脉血管发生了病变，造成心肌缺血而出现的症状。

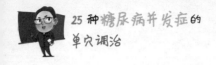
导致心悸发生的原因

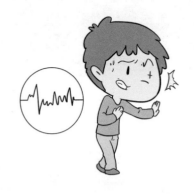

心悸是指患者自觉心中悸动、惊惕不安，甚则不能自主的一种病证。病情较轻者为惊悸，较重者为怔忡。糖尿病患者发生心悸，还可以伴有胸部不适、胸闷、胸痛和呼吸困难，

究其原因主要是高血糖引起的心血管疾病。

糖尿病引起的心悸以心的气血不足，或心的气血运行不畅多见，也有部分人与心火旺盛有关，所以，调理心悸常常从补心气、通心瘀、清心火入手。

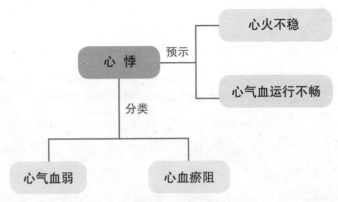

◎ 神 门

阳不交阴，扰乱心神，心悸不安，求之神门。

神门位于**腕横纹尺侧端，尺侧腕屈肌腱的桡侧上凹**陷处。

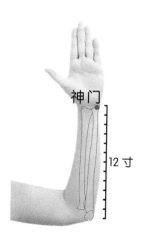

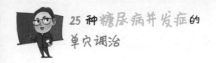
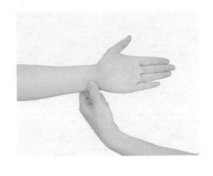

点压神门

拇指指端先轻轻点压神门穴，后逐渐用力，直到神门穴感到酸胀疼痛时为止，力度再逐渐减小。

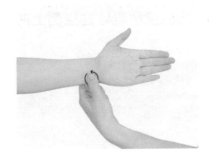

按揉神门

拇指指腹按压神门穴后，再轻轻揉动，带动深层的肌肉，使局部感到酸胀疼痛时为止。

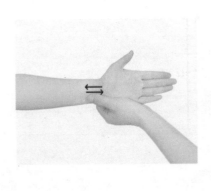

擦搓神门

拇指指腹为着力面紧贴神门穴，然后用力沿手臂方向往复擦搓神门穴，使局部产生热感，并使热量深入到肌肉深层。

点压、擦搓神门穴的每个操作时间约为 5 分钟，按揉神门穴的操作时间约为 10 分钟，总时间约为 20 分钟。每天早晚各一次，多多益善。

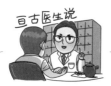

亘古医生说

心在五行中属火。人的心神、心火、心血的关系犹如火光、火焰、灯油。心神是火光，心火是火焰，心血是灯油。火光亮不亮取决于火焰的大小或灯油的多少，同样心神的安不安取决于心火的旺盛和心血的多少。心神安定则预示着心火的稳定、心气血的充足。

心火

心神

心血

神门穴是手少阴心经上的重要穴位，它是心经的输穴和原穴，也是心气出入的门户，具有调节心神、心火、心血的作用。

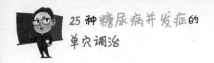
◉膻 中

气滞血瘀，心悸不宁，理气活血，近取膻中。

膻中在**前正中线上，两乳连线中点，平第四肋间隙。**

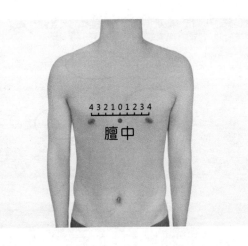

拍按膻中

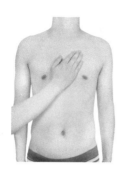

两手掌心相对，用力对搓至双手发热，迅速用两手掌交替拍击膻中穴。其间可重复掌心对搓动作3～4次。

揉膻中

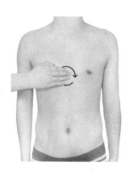

示指、中指、无名指指腹着力，用揉法在膻中穴及其附近反复揉动。

推膻中

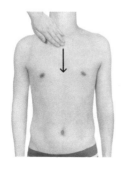

用示指、中指、无名指指腹着力，自胸骨上窝处，轻轻用力推向剑突处。推约100次。

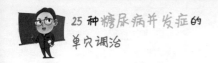

　　拍按膻中穴的操作时间约为 10 分钟，揉、推膻中穴的每个操作时间约为 5 分钟，总时间约为 20 分钟。每天早晚各一次，多多益善。

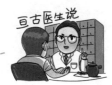
亘古医生说

　　除了上述介绍的方法，沿着心包经的循行线路按揉，也可用于心悸的自我保健。心包经在手臂内侧面中间，成一条直线，每晚临睡前可对其按压半小时左右。如果按压的时候出现痛点，要停下来多揉按一会。

　　当心悸伴有严重心律失常等症状时，需要及时去医院诊治，以免贻误病情。

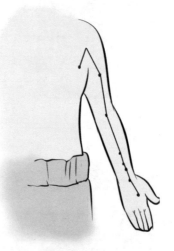

手厥阴心包经

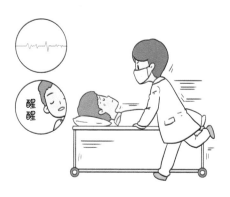

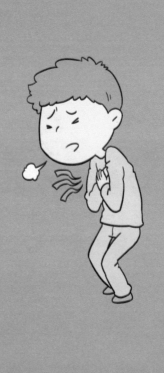

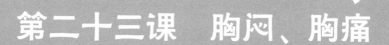

第二十三课　胸闷、胸痛

由于胸闷、胸痛症状很常见，而引起该症状的原因很多，大多数人常常将其忽略，但是糖尿病患者要提高自己对此症状的重视度，因为糖尿病合并冠心病的患者，很容易出现无症状心肌梗死或不典型症状的心肌梗死。

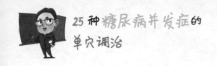

气机瘀滞会导致胸闷、胸痛吗

　　糖尿病并发心血管疾病后，会出现胸闷、胸痛的表现，一般与气滞和血瘀有关。所谓"闷"多是气滞，即气机瘀滞不通；所谓"痛"常常是因为出现了血瘀，不通则痛。因此，对于胸闷、胸痛关键在于调气活血。

　　气和血的关系是：**气为血之帅，气行则血行，气滞则血瘀。活血行血首先要行气理气。**胸闷、胸痛均病于胸，和心有关。通过下文所述的方法可以理气宽胸、活血止痛。

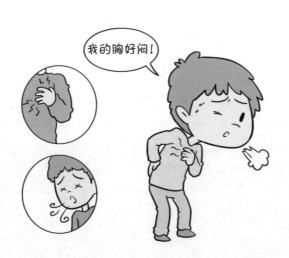

◉膻　中

气滞血瘀，胸闷胸痛，理气活血，近取膻中。

膻中在**前正中线上，两乳连线中点，平第四肋间隙。**

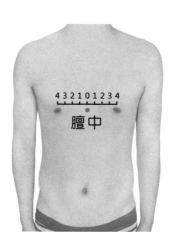

4 3 2 1 0 1 2 3 4

膻中

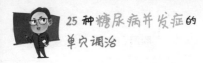

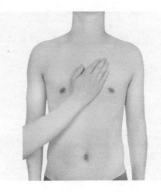

拍按膻中

两手掌心相对，用力对搓至双手发热，迅速用两手掌交替拍击膻中穴约 10 分钟，其间可重复掌心对搓动作 3 ～ 4 次。

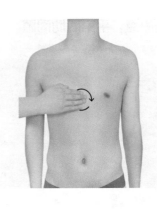

揉膻中

示指、中指、无名指三指指腹着力，用揉法在膻中穴及其附近反复揉动。

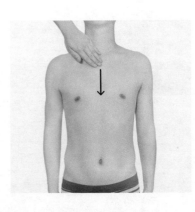

推膻中

用示指、中指、无名指三指指腹着力，自胸骨上窝处轻轻用力推向剑突处。推约 100 次。

拍按、揉膻中穴的每个操作时间约为 5 分钟，推膻中穴的操作时间约为 10 分钟，总时间约为 20 分钟。每天早晚各一次，多多益善。

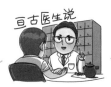

亘古医生说

前文我们已经提到过膻中穴，这个穴广泛用于与心或气有关的病症。

膻中是任脉的穴位，又为心包络之募穴，是八会穴之气会穴，为宗气所聚积之处，既可以调气，也可以补气。膻中穴除了拍揉外，还可以用灸法，效果更佳。

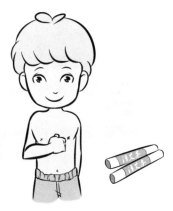

拍揉、艾灸膻中穴

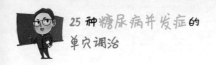
◉ 内 关

气滞血瘀，胸闷胸痛，宽胸理气，远取内关。

内关在**前臂掌侧，当曲泽与大陵的连线上，腕横纹上2寸，掌侧肌腱与桡侧腕屈肌腱之间**。

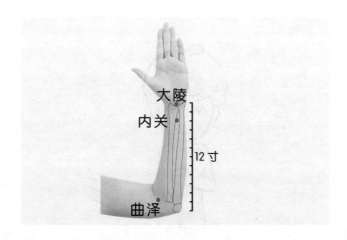

点按内关

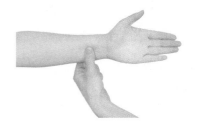

　　拇指端按住内关穴，示指或中指指端按外关穴，点揉，以局部产生酸胀微痛感为宜。

推按内关

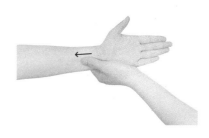

　　拇指侧端以内关穴为中心，沿心包经上下推按，以皮肤产生热感为度。

　　按摩内关穴的每个操作时间约为 10 分钟，总时间约为 20 分钟。每天早晚各一次，多多益善。

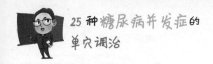
压揉心包经

用拇指从胸到手沿心包经一点一点地按压过去，遇到痛的点就压住不动，并轻轻弹拨，直到这个痛点的疼痛感消失。每一点的按压都要深达肌肉，力量稍稍重一些，时间也要稍微长一些，可在每晚睡前按压心包经一个小时左右，这样才能得气，收到良好的效果。

按压到的心包经痛点，就是心包经气血瘀阻之处。我们要按揉此痛点，打通经脉。

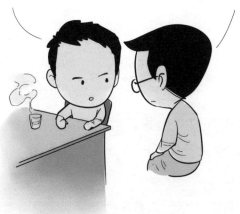

大夫说，在上臂可以找到非常痛的点，越是胸闷疼痛，这个反应点越是疼痛。这时候，不要怕疼，继续揉。

对，往往在这个位置的皮肤会出现青紫，像是刮痧后出的痧。

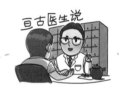

亘古医生说

内关穴是手厥阴心包经的穴位。**手厥阴心包经是心的外围，与心相通，心的病变首先反映在心包经上。**同时，内关穴为手厥阴心包经的络穴，可交通手少阳三焦经和手厥阴心包经，通阴维脉，是宽胸理气、通络止痛、宁心安神的重要穴位。

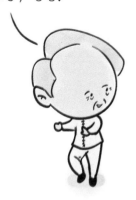

是啊，按照大夫说的按摩疗法，身子舒服多了，又能练拳了，哈哈！

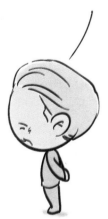

老张啊，听说你最近身体好多了，也不胸闷胸痛了？

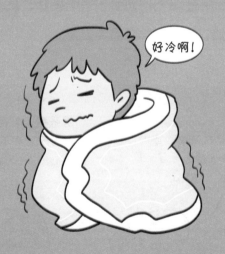

第二十四课　怕　冷

人体的体温是由阳气维持的，故中医有"阳主温煦"之说。有一部分糖尿病患者会出现阳气虚，此时，患者的机体得不到阳气正常的温煦，进而出现手脚发凉、怕冷等症状。

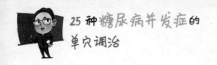

中医对怕冷的认识

我们知道，糖尿病的本质是"虚"，《黄帝内经》中指出五脏柔弱的人容易得糖尿病。其中脾肾两虚是最核心的发病原理。一般机体的虚开始是气虚，时间长了就会出现阳虚。阳虚的典型表现就是怕冷，所以当糖尿病患者出现有各种怕冷的症状时，说明体内阳气严重不足。怕冷有多种表现，中医认为这与五脏的特点有关。

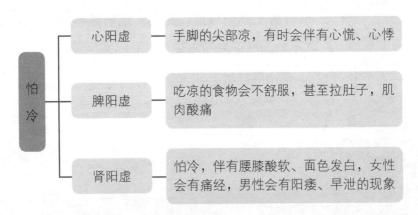

怕冷	心阳虚	手脚的尖部凉，有时会伴有心慌、心悸
	脾阳虚	吃凉的食物会不舒服，甚至拉肚子，肌肉酸痛
	肾阳虚	怕冷，伴有腰膝酸软、面色发白，女性会有痛经，男性会有阳痿、早泄的现象

不管哪种怕冷，有一个穴位就像人体的火炉一样给人提供热量，这就是命门穴。

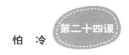

◉ 命 门

形寒怕冷，阳气亏虚，补阳壮火，取之命门。

命门在**腰部，后正中线上，当第二腰椎棘突下凹陷处。**

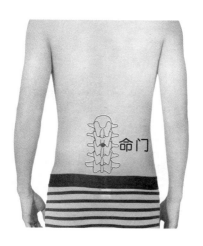

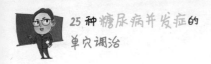
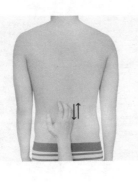

擦命门

小鱼际贴紧命门穴，沿督脉用擦法快速往复摩擦，以局部皮肤透热为度。

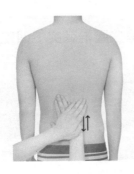

擦命门

两手掌叠放于命门穴处，沿督脉快速上下摩擦，以局部皮肤透热为度。

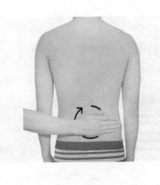

摩命门

手掌以命门穴为中心，沿顺时针方向轻轻摩动，以带动皮下组织为宜。摩的范围逐渐扩大到整个腰部，最好使整个腰部发热。

　　按摩命门穴的每个操作时间约为 10 分钟，总时间约为 30 分钟。每天早晚各一次，多多益善。

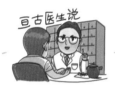

亘古医生说

　　命门穴为督脉的穴位，顾名思义，命门是生命的门户。命门蕴蓄真阳，五脏六腑以及整个人体的生命活动都由它激发和主持，因而称之为"命门火"或"命火"。刺激命门穴有温煦全身的作用。

　　补益人体的阳气，除了按摩刺激命门穴外，还可以用灸的方法。但如果自己不方便灸命门穴，可以用小腹部的关元穴替代。**将艾条点燃后，放在距离穴位上 10 ~ 15 厘米处灸疗，使热量慢慢透向穴位，不要烧伤皮肤。**

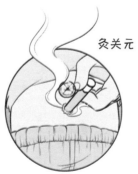

灸关元

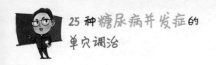
不同年龄段的步履特征

人的脚最能反映人的气血状况。人年轻的时候，喜欢跑，喜欢跳，年龄越小越是如此。这是因为人年龄小，气血足，肾气旺，脚也健；人到中年以后，气血平定了，人的脚步也随之变得沉稳；人老了以后，肾气亏了，那么脚步也就变得蹒跚了。所以，有时候也将步履轻健作为一个人健康的特征。

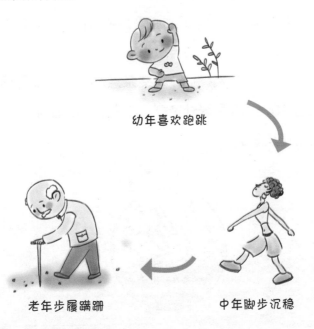

幼年喜欢跑跳

老年步履蹒跚

中年脚步沉稳

跷脚、晃腿也是肾气不足的表现

不要总跷二郎腿，这个习惯很不好！

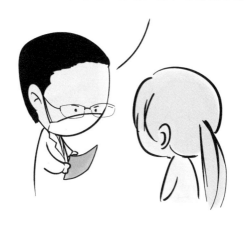

　　有的人喜欢跷二郎腿，并且年龄越大，腿跷得越高，甚至跷到桌子上。这实际上也是人气血亏虚的一种表现，**腿跷得越高，气血越亏虚**。还有的人两腿不住地晃来晃去，这也是人的气血不稳定的表现。所以要想使身体健康，就要从脚开始，让脚变得健康结实，那么肾气也自然充足。

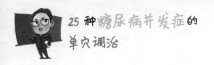
热水泡脚有助于鼓舞人体阳气

怕冷的人临睡前用热水泡脚，也有助于鼓舞人体的阳气。**人之脚，犹树之有根。树老根先竭，人老脚先衰。**

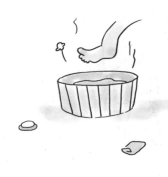

曾经有人说过中国人和外国人几处不同，其中之一就是外国人喜欢洗澡，而中国人喜欢热水泡脚。国人喜欢热水泡脚，这也是有一定原因的。我个人感觉是，临睡前用热水泡脚，会感到全身的疲劳一下子都没有了，浑身上下有种说不出的畅快，只想好好地躺在床上美美地睡一觉。同时临睡前用热水泡脚，无论是对于手脚发凉还是全身性的发凉都有很好的效果。

随着现代社会的发展，人们对脚的认识也越来越深刻，足疗也成了保健行业。足疗界把人的脚称为"第二心脏"，并根据人体各部分在脚上的反射区创设了种种手法来保健，充分显示出了脚的重要性。

泡脚的注意事项

泡脚的注意事项如下。

水温	40～60℃	药物	既可用热水直接泡脚，也可配合使用中药，如附子粉等
水量	没过脚踝	按摩	搓揉脚趾、脚背、脚心
时间	30分钟左右，以全身发热，微微出汗为宜	其他	泡脚后切勿让脚受凉

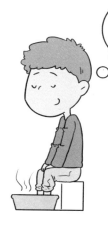

用热水泡脚后再睡觉，简直太舒服了！

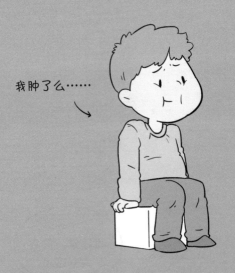

第二十五课　浮　肿

　　糖尿病可引起多个器官、多个系统的问题，其并发症是全身性的，身体浮肿是一个比较严重的症状。那么引起糖尿病性浮肿的原因有哪些呢？主要是糖尿病肾病、糖尿病心脏病等。

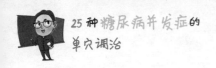

导致浮肿的原因

如果你发现你的**双腿肿胀，用手一按，有一个凹陷，手一松，不能迅速平复，这就说明出现了浮肿（水肿）。**浮肿是糖尿病肾病的一个较严重的症状，常因肾功能受损，水钠潴留所引起。还有一种情况，就是使用了胰岛素或服用了磺胺类降糖药物。

中医认为浮肿（水肿）与"湿"有关，湿字有个"氵"偏旁，意思是湿与水有关，《黄帝内经》讲水液代谢障碍就会出现湿。糖尿病的关键发病原因是脾肾两虚，糖尿病患者的病情控制不好，脾肾虚到一定程度就会出现水液代谢障碍，也就是水湿内停，就是浮肿。所以我们治疗浮肿的方法就是健脾、益肾、除湿。

穴位的自我保健在一定程度上对浮肿的症状有所帮助，但不能忽视对原发病的治疗。一旦出现浮肿，需要去医院找专业的医生。下文所述的方法仅适用于浮肿的自我保健。

我的腿是胖了还是肿了？

◉ 阴陵泉

肢体浮肿，水湿泛滥，培土治水，求阴陵泉。

阴陵泉位于**小腿内侧，当胫骨内侧髁后下与**胫骨内侧
缘之间的凹陷处。

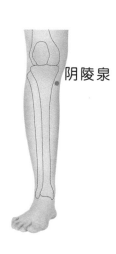

阴陵泉

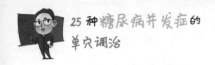
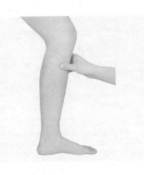

点压阴陵泉

拇指指端先轻轻点压阴陵泉，后逐渐用力，直到局部有酸胀疼痛感为宜。

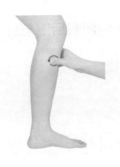

按揉阴陵泉

拇指指腹按压阴陵泉后，再轻轻揉动，带动深层的肌肉，使局部产生酸胀疼痛感为宜。

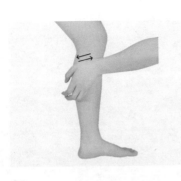

擦搓阴陵泉

以掌根作为着力面紧贴阴陵泉穴，然后用力在胫骨内侧髁来回擦搓，使局部产生温热感，并使热量深入到肌肉深层。

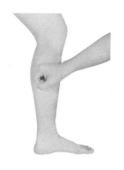

敲击阴陵泉

手握空拳，用力敲击阴陵泉穴，直到局部有酸胀疼痛感为宜。

按摩阴陵泉穴的每个操作时间约为 5 分钟，总时间约为 20 分钟。每天早晚各一次，多多益善。

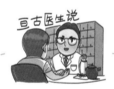

阴陵泉穴是足太阴脾经的合穴，具有健脾利水的功效。浮肿的治疗要重视脾土，因为土克水，所以可以用培土制水的方法来进行治疗。

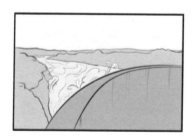

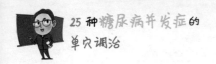
◎ 复　溜

　　浮肿一身，水液潴留，通调水道，可取复溜。

复溜在**小腿内侧，太溪穴直上 2 寸，跟腱的前方。**

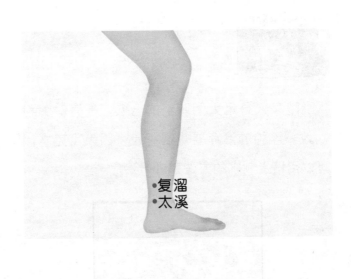

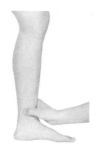

点按复溜

拇指指端用力点按复溜穴，以复溜穴产生酸胀感为宜。

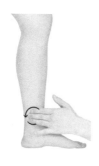

揉复溜

示指、中指、无名指三指指腹着力，用揉法在复溜穴及其附近反复揉动。

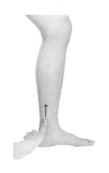

推复溜

拇指指腹着力自复溜穴处轻轻用力向膝部推。约推100次。

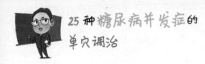
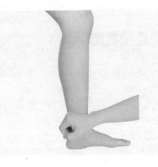

敲击复溜

手握空拳，用力敲击复溜穴，以局部产生酸胀感为宜。

按摩复溜穴的每个操作时间约为 5 分钟，总时间约为 20 分钟。每天早晚各一次，多多益善。

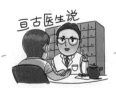

亘古医生说

复溜穴是足少阴肾经的穴位。肾主水，主膀胱的气化。肾中精气的蒸腾气化，主宰着津液代谢。如果肾气虚，则膀胱气化不利，水道不通，水液滞留体内即生水肿。按摩复溜穴可有调肾气、通水道等功效。

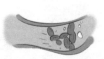

难怪我"胖"了不少

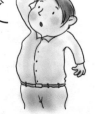

水液滞留体内即生水肿